BEGRÜNDUNG DER FUNKTIONENTHEORIE

AUF ALTEN UND NEUEN WEGEN

VON

DR. LOTHAR HEFFTER

PROFESSOR AN DER UNIVERSITÄT FREIBURG

ZWEITE WESENTLICH VERBESSERTE AUFLAGE

MIT 13 ABBILDUNGEN IM TEXT

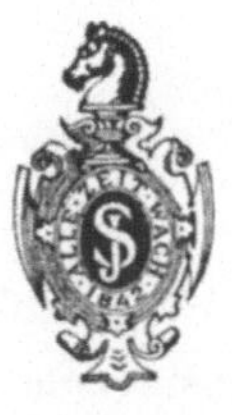

SPRINGER-VERLAG

BERLIN · GÖTTINGEN · HEIDELBERG

1960

ISBN-13: 978-3-540-02553-5   e-ISBN-13: 978-3-642-49164-1
DOI: 10.1007/978-3-642-49164-1

BRÜHLSCHE UNIVERSITÄTSDRUCKEREI GIESSEN

DEM ANDENKEN AN

WILHELM SÜSS

DEN AM 21. MAI 1958 ENTSCHLAFENEN FREUND
GEWIDMET

Vorwort

Unter „Begründung der Funktionentheorie" verstehen wir die auf möglichst elementarem Weg gewonnene Darstellung einer Funktion $f(z) \equiv u(x, y) + iv(x, y)$ von $z \equiv x + yi$ durch gewöhnliche Potenzreihen, wenn über $f(z)$ gewisse möglichst elementare Voraussetzungen gemacht werden. Diese können sehr verschiedener Art sein. Während aber wohl alle Lehrbücher der Funktionentheorie nur einen der beiden „klassischen" Wege verfolgen, bei denen die Existenz der Ableitung $f'(z)$ (GOURSAT) oder deren Existenz und Stetigkeit (CAUCHY) den Ausgangspunkt bildet, werden hier außer jenen beiden noch vier andere Wege bis zu dem genannten Endziel gebahnt. Einer von ihnen (MORERA 1901, § 26) wird hauptsächlich nur aus historischem Interesse durchgeführt. Die drei anderen rühren in der vorliegenden Gestalt vom Verfasser her und gehen von geringeren Voraussetzungen aus als GOURSAT, d. h. der Existenz von $f'(z)$. Nur einer von ihnen war schon in der Schrift „Kurvenintegrale und Begründung der Funktionentheorie", Springer-Verlag 1948, enthalten. Damit war von mir ein Wunsch erfüllt worden, in dem sich BOLZA, wie er mir erzählte, 1912 in London mit HILBERT begegnet war.

Wichtige Teile der Funktionentheorie beginnen erst *nach* der Begründung, wenn man also schon im Besitz der Potenzreihen für $f(z)$ ist. Auf diese Teile gehen wir nicht mehr ein, da wir ja nicht ein „Lehrbuch der Funktionentheorie", sondern gewissermaßen nur den *Anfang* eines solchen auf sehr verschiedenen Wegen liefern wollen.

Abschnitt A bringt *Vorkenntnisse*, die unmittelbar oder mittelbar wirklich benutzt werden, und zwar mit *Beweisen* der angeführten Sätze. Auch werde ausdrücklich betont, daß außer Kreisen keine *gekrümmten* ebenen Linien und über solche erstreckten Integrale bei uns auftreten. Durch diese beiden Umstände ist die vorliegende Schrift bereits für Studenten vom 2. Semester an lesbar.

Der *Hauptabschnitt B* bringt nach obigem sechs verschiedene ältere, neuere und ganz neue Eingänge in die Funktionentheorie. Der Anfänger möge zunächst § 25 und 26 überschlagen. Den gereiften Forscher aber werden namentlich die Kap. III—VII interessieren.

Abschnitt C stellt einen Beitrag zur *Geschichte der Begründung der Funktionentheorie* dar in Gestalt einer reichhaltigen, chronologisch geordneten Liste einschlägiger Originalliteratur, jeweils mit kurzen Inhaltsangaben. Auch dieser Abschnitt dürfte gerade den reiferen Leser interessieren.

Herrn Professor Dr. G. L. TAUTZ in Freiburg schulde ich herzlichen Dank für die kritische Durchsicht großer Teile des Manuskriptes der ersten Auflage und viele gute Ratschläge. — Ebenso dankbar bin ich Herrn Professor Dr. H. GERICKE in Freiburg, der die Korrekturen mitgelesen und auch dabei noch sehr viele wesentliche Verbesserungen veranlaßt hat. — Beiden Herren Kollegen schulde ich auch für ihre Hilfe bei der neuen Auflage herzlichen Dank.

Die *Abbildungen* hat, wie bei allen meinen Schriften der letzten Jahrzehnte, meine Frau, Dr. GERTRAUD HEFFTER, gezeichnet.

Freiburg i. B. 1959   LOTHAR HEFFTER

Inhaltsverzeichnis

A. Vorkenntnisse

Wir setzen beim Leser zunächst voraus: den *Begriff der rationalen und irrationalen, reellen Zahlen* x und den Begriff der *komplexen* Zahlen $z \equiv x + yi$, die Darstellung der reellen Zahlen durch die Punkte einer *geraden Linie*, der Zahlenpaare x, y und der komplexen Zahlen $x + yi$ durch die Punkte einer *Ebene*, in der ein rechtwinkliges gleichseitiges Achsenkreuz eingeführt ist.

§ 1. Unendliche Folgen

Ist

$$a_0, a_1, a_2, \ldots, a_n, \ldots \tag{1}$$

eine *unendliche Folge* reeller oder komplexer Zahlen und a eine bestimmte endliche Zahl, für die der absolute Betrag

$$|a - a_n| < \varepsilon, \text{ sobald } n \geqq N_\varepsilon, \tag{2}$$

wo ε eine beliebig kleine und N_ε eine von ε abhängige hinreichend große positive ganze Zahl ist, so sagt man: *die unendliche Folge* (1) *konvergiert* oder *strebt gegen den Grenzwert* a und schreibt dafür

$$a = \lim_{n \to \infty} a_n \text{ oder } a_n \to a. \tag{3}$$

Hat die Folge (1) einen Grenzwert a, so folgt aus der Definition unmittelbar, daß

$$|a_n - a_{n+m}| < \varepsilon \tag{4}$$

für beliebig kleines ε, hinlänglich großes n, beliebig großes positives m. Man kann aber auch umgekehrt beweisen, daß sich aus (4) die Existenz eines bestimmten endlichen Grenzwertes der Folge (1) ergibt, so daß (4) *notwendig und hinreichend für die Existenz eines Grenzwertes der Folge* (1) *ist.*

Wir führen den *Beweis* in geometrisch anschaulicher Form: Ist (4) erfüllt, so liegen alle $a_{n+1}, a_{n+2}, \ldots$ in einem Kreis K um a_n mit Radius ε. Strebt dann die Folge der reellen Zahlen

$$\varepsilon_1 > \varepsilon_2 > \varepsilon_3 > \cdots \to 0 \quad (\text{„Nullfolge“}) \tag{5}$$

und sind $n_1, n_2, \ldots$ die zugehörigen möglichst klein gewählten n-Werte, so findet in dieser letzteren Folge niemals eine Abnahme statt. Also alle auf a_{n_1} folgenden Zahlen (1) liegen innerhalb K_1 um a_{n_1} mit Radius ε_1, alle auf a_{n_2} folgenden Zahlen (1) liegen innerhalb K_2 um a_{n_2} mit Radius ε_2. (Abb. 1.)

Da aber K_2 möglicherweise über K_1 hinausragt, so liegen alle auf a_{n_2} folgenden Zahlen in dem Kreisbogenzweieck, das den beiden Kreisen K_1, K_2 gemeinsam ist. So fortfahrend entsteht eine unendliche Folge von

Flächenstücken, deren keines über das vorhergehende hinausgreift und die beliebig klein werden. Sie schachteln also einen Punkt a ein, der in

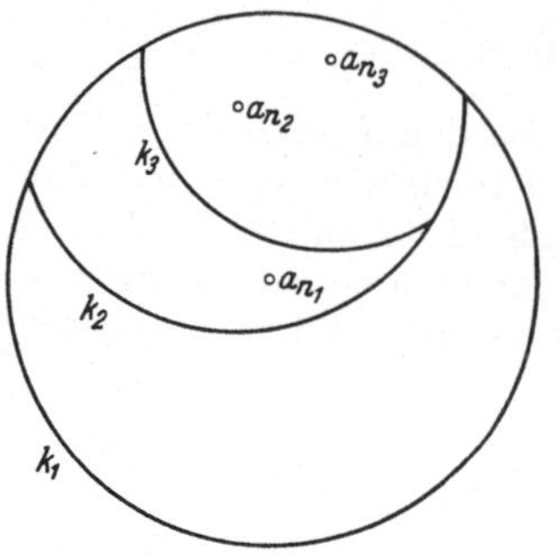

Abb. 1

allen Kreisen K_1, K_2, . . . liegt, d. h. zu jedem ε_i gibt es ein n_i, so daß

$$|a - a_n| < \varepsilon_i \quad \text{für} \quad n > n_i , \qquad (6)$$

d. h. $\lim\limits_{n \to \infty} a_n = a$.

Die Folge (1) heißt bei *reellen* Zahlen a_n *monoton*, wenn die Zahlen a_n mit wachsendem Index n stets wachsen (monoton *wachsende* Folge) oder stets abnehmen (monoton *abnehmende* Folge). Dann gilt der Satz: *Sind alle Zahlen einer monoton wachsenden Folge kleiner als eine feste endliche Zahl M* (eine „obere *Schranke* der *beschränkten* Folge"), *so besitzt die Folge einen Grenzwert $\alpha \leqq M$.*

Beweis: Ist

$$a_1 < a_2 < a_3 < \cdots < M , \qquad (7)$$

so teilen wir alle reellen Zahlen in zwei Klassen $\mathfrak{A}(a)$, $\mathfrak{A}'(a')$, wo jede Zahl als a in $\mathfrak{A}$ gehört, wenn sie von einem a_n übertroffen wird, jede andere Zahl als a' in $\mathfrak{A}'$. Es gibt sowohl Zahlen a, z. B. a_1, wie Zahlen a', z. B. M. Jedes a_n, also auch jedes a ist kleiner als M. Diese Klasseneinteilung $\mathfrak{A}/\mathfrak{A}'$ heißt ein *Dedekindscher Zahlenschnitt* im Bereich aller reellen Zahlen und liefert eine Zahl α, die $\geqq$ jedes a, $\leqq$ jedes a'. Also ist $\alpha \leqq M$. Aber es gibt Zahlen a, für die $\alpha - a < \varepsilon$ (beliebig klein), also auch Zahlen a_n, für die $\alpha - a_n < \varepsilon$ bei hinlänglich großem n, da ja jedes a von einem a_n übertroffen wird. α ist also der Grenzwert der Folge (7) und $\alpha \leqq M$.

In diesem Fall einer monoton wachsenden, beschränkten Folge heißt der Grenzwert α auch *obere Grenze der Zahlenfolge* (1) oder *obere Grenze der Menge der Zahlen a_n*, abgekürzt $\alpha = \overline{\operatorname{fin}}\, a_n$. Hat man nämlich eine beliebige *Menge* reeller Zahlen, die nicht wie die a_n in (1) „*abzählbar*" zu sein brauchen, d. h. nicht den Zahlen 1, 2, . . . zugeordnet werden können, und sind alle Zahlen der Menge $\leqq \alpha$, aber mindestens eine Zahl der Menge $> \alpha - \varepsilon$ (ε eine beliebig kleine positive Zahl), so heißt α die *obere Grenze* ($\overline{\operatorname{fin}}$) der *Menge.* Nur wenn α selbst der Menge angehört, ist es ihre größte Zahl.

Entsprechendes gilt für eine monoton abnehmende Folge, wobei die Begriffe *untere Schranke* und *untere Grenze* ($\underline{\operatorname{fin}}$) auftreten.

§ 2. Unendliche Reihen

Aus jeder unendlichen Folge (§ 1) kann eine *unendliche Reihe* gebildet werden:

$$a_0 + a_1 + a_2 + \cdots + a_n + \cdots \equiv^{1)} \sum_{n=0}^{\infty} a_n . \qquad (1)$$

---

[1]) $\equiv$ Identitätszeichen zum Unterschied vom Gleichheitszeichen $=$.

Ihre *Teilsummen*

$$s_0 \equiv a_0, \quad s_1 \equiv a_0 + a_1, \quad s_2 \equiv a_0 + a_1 + a_2, \ldots \tag{2}$$

bilden wieder eine *unendliche Folge* $s_0, s_1, s_2, \ldots$, die nach § 1 (4) dann und nur dann gegen einen bestimmten endlichen Grenzwert S konvergiert, wenn

$$|s_{n+m} - s_n| \equiv |a_{n+1} + a_{n+2} + \cdots + a_{n+m}| < \varepsilon \tag{3}$$

für beliebig kleines ε, hinlänglich großes n, beliebig großes m. Dann und nur dann, wenn Bedingung (3) erfüllt ist, heißt auch die *Reihe* (1) *konvergent* und S ihre *Summe:*

$$a_0 + a_1 + a_2 + \cdots \equiv \sum_{n=0}^{\infty} a_n = S \; . \tag{4}$$

Andernfalls heißt die Reihe *divergent*. Man kann also (3) geradezu als *allgemeines Konvergenzkriterium* bezeichnen.

Hieraus läßt sich folgendes Kriterium herleiten. Wenn man den *Rest* der unendlichen Reihe (1) von a_{n+1} an mit R_n bezeichnet und in (3) $m = + \infty$ wählt, so folgt aus (3)

$$|R_n| \equiv |a_{n+1} + a_{n+2} + \cdots \text{ in inf}| < \varepsilon \tag{3'}$$

für beliebig kleines ε, hinlänglich großes n. Aber auch umgekehrt folgt aus (3′) für beliebig großes $m \geq 1$

$$|R_{n+m}| \equiv |a_{n+m+1} + a_{n+m+2} + \cdots \text{ in inf}| < \varepsilon \; .$$

Nun ist

$$R_n - R_{n+m} \equiv a_{n+1} + a_{n+2} + \cdots + a_{n+m},$$

also

$$|a_{n+1} + a_{n+2} + \cdots + a_{n+m}| \leq |R_n| + |R_{n+m}| \leq 2\,\varepsilon \; ,$$

d. h. beliebig klein für hinlänglich großes n, beliebig großes m oder (3) ist erfüllt. (3) und (3′) sind also *äquivalent*. Oft ist es bequemer, die Form (3′) zu benutzen.

Für eine *konvergente* Reihe Σa_n folgt für $m = 1$ aus (3)

$$\lim_{n \to \infty} a_n = 0, \tag{5}$$

d. h. die a_n bilden eine *Nullfolge*.

Konvergiert die Reihe der absoluten Beträge $\Sigma |a_n|$, *so konvergiert auch die Reihe* Σa_n *selbst,* weil

$$|a_{n+1} + a_{n+2} + \cdots + a_{n+m}| \leq |a_{n+1}| + \cdots + |a_{n+m}| \; . \tag{6}$$

Die Reihe Σa_n heißt in diesem Falle *absolut konvergent*.

Eine absolut konvergente Reihe heißt auch *unbedingt konvergent*, weil ihre Konvergenz und Summe nicht durch die ursprüngliche Anordnung ihrer Glieder bedingt ist. Diese kann vielmehr in mannigfacher Weise geändert werden. Wir beschränken uns hier auf einige *Eigenschaften der absolut konvergenten Reihe*, die für unsere Zwecke später wichtig werden:

I. *Zieht man aus der absolut konvergenten Reihe*

$$a_0 + a_1 + \cdots \equiv \Sigma a_n = S \tag{7}$$

eine unendliche Reihe heraus

$$a_{\lambda_0} + a_{\lambda_1} + a_{\lambda_2} + \cdots, \tag{8}$$

wo λ_0, λ_1, ... *eine monoton wachsende unendliche Folge positiver ganzer Zahlen ist, so konvergiert auch* (8) *absolut.* Denn ist $\lambda_n = n'$, so ist

$$|a_{\lambda_n}| + |a_{\lambda_{n+1}}| + \cdots \leqq |a_{n'}| + |a_{n'+1}| + \cdots,$$

also beliebig klein für hinlänglich großes n', also n.

II. *Ist bei den Voraussetzungen von* I.

$$a_{\mu_0} + a_{\mu_1} + a_{\mu_2} + \cdots \tag{9}$$

die von (7) *nach Herausnahme von* (8) *übrigbleibende Reihe, die also nach* I. *absolut konvergiert, und sind* S_λ *und* S_μ *die Summen von* (8) *und* (9), *während* S *die von* (7) *war, so ist*

$$S_\lambda + S_\mu = S . \tag{10}$$

Beweis: Ist S_{λ_n} die n-te Teilsumme von S_λ, also

$$S_{\lambda_n} = a_{\lambda_1} + a_{\lambda_2} + \cdots + a_{\lambda_n} ,$$

so kann man n' so bestimmen, daß, wenn

$$S_{\mu_{n'}} = a_{\mu_1} + a_{\mu_2} + \cdots + a_{\mu_{n'}} ,$$

die n'-te Teilsumme von S_μ ist,

$$S_{\lambda_n} + S_{\mu_{n'}} = a_0 + a_1 + \cdots + a_{n+n'+1} = S_{n+n'+1} , \tag{11}$$

d. h. $(n + n' + 1)$-te Teilsumme von S wird. Für $n \to \infty$ und $n' \to \infty$ folgt hieraus (10).

III. *Zieht man aus der absolut konvergenten Reihe*

$$a_0 + a_1 + a_2 + \cdots = S \tag{7}$$

unendlich viele Reihen S_0, S_1, S_2, ... *heraus* (wo S_0, S_1, S_2, ... zugleich die Summen der Reihen bedeuten), *wobei die Indizes der a in jeder der Reihen eine monoton wachsende Folge bilden,* S_0 *mit* a_0 *und jedes folgende* S *mit dem ersten noch vorhandenen a beginnt, so konvergiert auch die Reihe*

$$S_0 + S_1 + S_2 \ldots \tag{12}$$

absolut und hat die Summe S.

Beweis: Für die Reihe der absoluten Beträge von (12) ist bei hinlänglich großem n

$$|S_n| + |S_{n+1}| + \cdots \leqq |a_n| + |a_{n+1}| + \cdots < \varepsilon , \tag{13}$$

womit zunächst die absolute Konvergenz von (12) bewiesen ist.

Betrachten wir nun die Teilsummen

$$\Sigma_n \equiv S_0 + S_1 + \cdots + S_n$$

$$\sigma_n \equiv a_0 + a_1 + \cdots + a_n,$$

so ist

$$\Sigma_n = \sigma_n + a_q + a_r + \cdots$$

wo $q, r, \ldots > n$ sind, also

$$|\Sigma_n - \sigma_n| \leq |a_q| + |a_r| + \cdots \leq |a_{n+1}| + |a_{n+2}| + \cdots < \varepsilon$$

für hinlänglich großes n. Daher ist

$$\lim_{n \to \infty} |\Sigma_n - \sigma_n| = 0 \,, \tag{14}$$

womit auch der zweite Teil der Behauptung III bewiesen ist.

Reihen mit reellen positiven Gliedern

Bei der Wichtigkeit der absoluten Konvergenz, die stets auf Reihen mit reellen positiven Gliedern zurückgreift, geben wir für solche noch gewisse praktisch brauchbare *Konvergenzkriterien*. Zunächst die *Reihenvergleichung*:

Sind Σa_n und Σb_n zwei Reihen mit reellen positiven Gliedern und ist von irgendeinem Wert von n an stets $a_n \leq b_n$, so konvergiert mit der b-Reihe auch die a-Reihe und divergiert mit der a-Reihe auch die b-Reihe. Denn von dem gedachten Wert von n an ist

$$a_{n+1} + a_{n+2} + \cdots \leq b_{n+1} + b_{n+2} + \cdots, \tag{15}$$

woraus beide Teile der Behauptung folgen.

Die *geometrische Reihe*

$$1 + a + a^2 + \cdots = \frac{1}{1-a} \tag{16}$$

konvergiert für alle $a < 1$, divergiert für alle $a \geq 1$, wie unmittelbar zu sehen ist.

Gliederquotienten-Kriterium: Die Reihe mit reellen positiven Gliedern

$$a_0 + a_1 + a_2 + \cdots$$

konvergiert bzw. divergiert, wenn

$$\lim_{n \to \infty} \frac{a_{n+1}}{a_n} = \lambda < 1, \text{ bzw. } > 1 \,. \tag{17}$$

Der Beweis ergibt sich durch Vergleich der Reihe $a_n + a_{n+1} + \cdots$ von hinlänglich großem n an mit der geometrischen Reihe

$$a_n + a_n^2 + a_n^3 + \cdots .$$

Wurzel-Kriterium: Dieselbe Reihe konvergiert bzw. divergiert, wenn

$$\lim_{n \to \infty} \sqrt[n]{a_n} = \lambda < 1 \text{ bzw. } > 1 \,. \tag{18}$$

Der Beweis ergibt sich auch hier durch Vergleich von hinlänglich großem n an von

$$a_n + a_{n+1} + a_{n+2} + \cdots \quad \text{mit} \quad \lambda^n + \lambda^{n+1} + \lambda^{n+2} + \cdots$$

§ 3. Reelle Funktionen $f(x)$ einer reellen Veränderlichen x

Eine reelle Veränderliche x wird durch die Punkte einer geraden Linie (x-Achse) dargestellt. Ist $a < b$, so versteht man unter dem *offenen*

Intervall (a, b) alle Werte von x, für die $a < x < b$, unter dem *abgeschlossenen Intervall* (a, b) alle Werte von x, für die $a \leq x \leq b$. Umfaßt das Intervall (a, b) alle Werte von x, für die $a \leq x < b$ oder $a < x \leq b$, so heißt das Intervall einseitig abgeschlossen. Sind a und b *endliche* Zahlen, so heißt das offene oder abgeschlossene Intervall *beschränkt*. —

Gehört zu jedem Wert von x in (a, b) ein und nur ein reeller Wert einer zweiten Veränderlichen y, so heißt $y = f(x)$ eine in (a, b) *einwertige reelle Funktion von x*.

Ist ξ ein Wert aus (a, b), einschließlich a und b selbst, auch wenn (a, b) offen sein sollte, und strebt für *jede* dem Intervall (a, b) entnommene, ξ selbst nicht enthaltende, aber gegen ξ strebende Zahlenfolge die Folge der zugehörigen Werte von y gegen den Grenzwert η, so sagt man: $y = f(x)$ *strebt gegen den Grenzwert η, wenn x gegen den Grenzwert ξ strebt*, und schreibt

$$\lim_{x \to \xi} f(x) = \eta \, . \tag{1}$$

Bedeutet ferner ε eine *beliebig* kleine, δ eine *hinlänglich* kleine positive Zahl, so heißt die Funktion $f(x)$ *bei der Stelle x_0* des Intervalles (a, b) *stetig*, wenn $f(x)$ für alle x in $(x_0 - \delta, x_0 + \delta)$ *einen eindeutig bestimmten endlichen Wert hat und*

$$|f(x) - f(x_0)| < \varepsilon, \quad \text{falls} \quad |x - x_0| < \delta \, . \tag{2}$$

Ist das Intervall (a, b) z. B. bei a abgeschlossen und gilt (2) bei $x_0 = a$ nur für Werte $x > a$, so heißt $f(x)$ bei $x_0 = a$ nur *inseitig stetig*. Entsprechend für $x_0 = b$.

Gleichwertig hiermit ist, wie leicht zu sehen ist, die Definition: Die Funktion $f(x)$ heißt *bei x_0 stetig, wenn sie in einem hinlänglich kleinen, x_0 umgebenden Intervall $|x - x_0| < \delta$ überall einen eindeutig bestimmten endlichen Wert hat und*

$$\lim_{x \to x_0} f(x) = f(x_0) \tag{3}$$

ist.

Die Funktion $f(x)$ heißt *in dem* (offenen oder abgeschlossenen) *Intervall (a, b) stetig*, wenn sie für jedes x_0 in (a, b) einen eindeutig bestimmten endlichen Wert hat und bei jedem x_0 die Bedingung (2) oder (3) erfüllt.

Die Funktion $f(x)$ heißt *in dem* offenen oder abgeschlossenen *Intervall (a, b) gleichmäßig stetig*, wenn die Bedingung (2) *bei demselben ε überall in (a, b) durch dasselbe δ* erfüllt ist. Dafür kann man auch sagen: Wenn für je zwei Werte x', x'' aus (a, b) die „*Funktionsschwankung*" $|f(x') - f(x'')| < \varepsilon$, sobald $|x' - x''| < $ als *dasselbe δ* ist. Denn auch diese überall in (a, b) erfüllte Bedingung deckt sich mit der überall in (a, b) erfüllten Bedingung (2) und (3). Es gilt aber der Satz: *Eine in dem beschränkten und abgeschlossenen Intervall (a, b) stetige, in a und b wenigstens inseitig stetige Funktion ist in (a, b) gleichmäßig stetig*.

Beweis: Bei beliebig klein gegebenem ε bestimmt man das Intervall $(a, x_1) = \delta_1$ möglichst groß aber so, daß die Funktionsschwankung darin $\leq \varepsilon/2$, dann das Intervall $(x_1, x_2) = \delta_2$ so, daß auch darin die Funktionsschwankung $\leq \varepsilon/2$ usw. So muß man durch eine *endliche* Anzahl von

Schritten zu b gelangen. Denn wenn die x_1, x_2, ... eine unendliche Folge mit dem Grenzwert $x_0 \leq b$ bildeten, so wäre x_0 ein „*Häufungspunkt*", in dem die Stetigkeitsbedingung (2) oder (3) nicht erfüllt wäre. Wählt man also das kleinste der in endlicher Zahl vorhandenen δ_1, δ_2, ... als δ, so ist zunächst erreicht, daß in jedem der Teilintervalle (x_{n-1}, x_n) die Funktionsschwankung $\leq \varepsilon/2$ ist. — Ist nun aber z. B. bei den zwei ersten Teilintervallen $\delta_2 \leq \delta_1$ und betrachtet man dann ein Intervall (x_1', x_2') von der Größe δ_2, wo x_1' in (a, x_1), x_2' in (x_1, x_2) liegt, so ist

$$f(x_1') - f(x_2') \equiv f(x_1') - f(x_1) + f(x_1) - f(x_2') ,$$

also

$$|f(x_1') - f(x_2')| \leq |f(x_1') - f(x_1)| + |f(x_1) - f(x_2')| \leq \varepsilon . \tag{4}$$

Wählt man also δ wie geschehen, so ist in jedem Teilintervall der Größe δ von (a, b), wie es auch liegen möge, die Funktionsschwankung $\leq \varepsilon$, womit der Satz bewiesen ist.

Weitere Sätze über stetige Funktionen

I. *Eine in dem abgeschlossenen beschränkten Intervall (a, b) stetige Funktion $f(x)$ ist beschränkt*, d. h. alle ihre Werte liegen zwischen zwei endlichen Schranken. — Der Beweis folgt leicht aus dem bei dem vorangehenden Beweis benutzten Umstand, daß die Punkte x_1, x_2, ... keine Häufungsstelle haben können. — Natürlich braucht eine in (a, b) beschränkte Funktion nicht stetig zu sein.

II. *Eine in dem abgeschlossenen beschränkten Intervall (a, b) stetige Funktion $f(x)$ besitzt in (a, b) eine obere Grenze M und eine untere Grenze m und nimmt an mindestens einer Stelle in (a, b) den Wert M (Maximum) und an mindestens einer Stelle den Wert m (Minimum) an.*

Beweis für die obere Grenze: Die Werte von $f(x)$ in (a, b) führen zu einer Klasseneinteilung aller reellen Zahlen: Die von keinem $f(x)$ übertroffenen Zahlen bilden die Klasse $\mathfrak{A}$, alle übrigen Zahlen die Klasse $\mathfrak{A}'$. Diese Klasseneinteilung hat die Eigenschaften eines Dedekindschen Schnittes. Der Schnitt $\mathfrak{A}'/\mathfrak{A}$ bestimmt also eine Zahl M, die von keinem $f(x)$ übertroffen wird, der aber die Werte $f(x)$ beliebig nahe kommen. Das heißt M ist die *obere Grenze* der Funktionswerte von $f(x)$ in (a, b). Damit ist der erste Teil des Satzes II bewiesen.

Halbiert man nun das Intervall (a, b), so hat mindestens eine der beiden Hälften, die wir (a_1, b_1) nennen, immer noch die obere Grenze M. So fortfahrend erhalten wir unbegrenzt viele Intervalle

$$(a, b), (a_1, b_1), (a_2, b_2), \ldots,$$

die mit wachsendem Index beliebig klein werden und von denen jedes einen Teil des vorhergehenden bildet. Sie schachteln also einen Punkt x_M von (a, b) ein, der die Eigenschaft hat, daß $f(x)$ für eine beliebige nach x_M strebende Wertenfolge von x gegen M strebt, d. h.

$$\lim_{x \to x_M} f(x) = M . \tag{5}$$

Wegen der Stetigkeit von $f(x)$ ist aber

$$\lim_{x \to x_M} f(x) = f(x_M) \,, \tag{6}$$

also

$$f(x_M) = M \,, \tag{7}$$

womit auch der zweite Teil von II. bewiesen ist. Die Werte von $f(x)$ in hinlänglicher Nähe von x_M sind mithin sämtlich $\leq M$ und, wenn $f(x)$ in der Umgebung von x_M nicht konstant ist, $< M$. Daher der Name „Maximum".

Ganz entsprechend wird natürlich der Beweis für die *untere* Grenze geführt.

III. *Eine in dem abgeschlossenen beschränkten Intervall* (a, b) *stetige Funktion* $f(x)$, *die in* a *und* b *Werte entgegengesetzten Vorzeichens hat, nimmt an mindestens einer Stelle in* (a, b) *den Wert Null an.*

Der *Beweis* führt nach demselben Halbierungsverfahren wie beim zweiten Teil des Beweises von II. zur Existenz eines Punktes c in (a, b), für den

$$\lim_{x \to c} f(x) = 0 \,, \tag{8}$$

also wegen der Stetigkeit von $f(x)$

$$f(c) = 0 \,. \tag{9}$$

IV. *Eine in dem abgeschlossenen beschränkten Intervall* (a, b) *stetige Funktion* $f(x)$, *die an zwei Stellen von* (a, b) *verschiedene Werte* A *und* B *annimmt, nimmt auch jeden zwischen* A *und* B *liegenden Wert* C *an mindestens einer Stelle in* (a, b) *an.*

Das folgt unmittelbar aus III., wenn man diesen Satz auf die Funktion $f(x) - C$ anwendet.

Differentialquotient von $f(x)$

Wenn der Differenzenquotient einer im Intervall (a, b) stetigen Funktion $f(x)$, gebildet für die dem Intervall angehörenden Werte x_0 und $x_0 + h$, für $h \to 0$, *wie auch* h sich dem Grenzwert 0 nähert, einen bestimmten endlichen Grenzwert hat, so heißt dieser der *Differentialquotient* $f'(x_0)$ von $f(x)$ bei $x = x_0$:

$$f'(x_0) = \lim_{h \to 0} \frac{f(x_0 + h) - f(x_0)}{h} \,. \tag{10}$$

Existiert der Grenzwert als endliche bestimmte Zahl nur, wenn h *positiv* gegen 0 strebt, d. h. für $h \to + 0$, oder nur für $h \to - 0$, so hat $f(x)$ in x_0 nur einen *vorwärts* oder nur einen *rückwärts* genommenen Differentialquotienten. Erst wenn beide vorhanden und einander *gleich* sind, ist also $f(x)$ *bei* x_0 schlechthin oder *eindeutig differenzierbar.*

Mittelwertsatz: Hat $f(x)$ *in dem abgeschlossenen Intervall* (a, b) *überall in* a *und* b *wenigstens inseitig, einen bestimmten endlichen Differentialquotienten, so gibt es zwischen* a *und* b *wenigstens einen bestimmten Wert* ξ *für den*

$$f(b) - f(a) = f'(\xi) (b - a) \,. \tag{11}$$

Beweis: Ist zunächst $f(a) = f(b)$ und $f(x)$ in (a, b) *konstant*, so ist $f'(x)$ in (a, b) überall $= 0$. Also ist *jeder* Wert in (a, b) ein ξ, für den (11) gilt. — Ist $f(a) = f(b)$, aber $f(x)$ *nicht* konstant in (a, b), so hat die stetige Funktion $f(x)$ zwischen a und b nach Satz II. mindestens ein Maximum oder Minimum. Bei einem Maximum x ist in (10) der Zähler rechts für hinlänglich kleines h negativ, gleichviel ob $h >$ oder < 0 ist. Da aber f' nach Voraussetzung einen bestimmten endlichen Wert hat, unabhängig davon, ob h positiv oder negativ unendlich klein wird, so kann dieser Grenzwert nach (10) nur $= 0$ sein. — Entsprechend für ein Minimum. Also existiert stets mindestens ein Wert ξ zwischen a und b, der (11) erfüllt.

Das ist der sog. *Rollesche Satz*, ein Spezialfall des allgemeinen *Mittelwertsatzes der Differentialrechnung*, dessen Beweis auf jenen Spezialfall zurückführbar ist. Ist nämlich $f(b) \neq f(a)$, so erfüllt

$$\varphi(x) \equiv f(x) - f(a) - \frac{x-a}{b-a}\,[f(b) - f(a)] \tag{12}$$

die Voraussetzungen des Rolleschen Satzes, da $\varphi(b) = \varphi(a)$ ist und auch

$$\varphi'(x) = f'(x) - \frac{f(b) - f(a)}{b-a} \tag{13}$$

überall in (a, b) eindeutig bestimmt ist. Also existiert nach ROLLE mindestens ein ξ zwischen a und b, für das (11) gilt.

§ 4. Bestimmtes Integral $\int_a^b f(x)\,dx$

(a, b) mit $a < b$ sei ein abgeschlossenes endliches Intervall der x-Achse, $f(x)$ eine in (a, b) *beschränkte* Funktion mit überall in (a, b) bestimmtem Wert. Dann werde (a, b) durch die Punkte $x_1, x_2, \ldots, x_{n-1}$, denen die Punkte $x_0 \equiv a$, $x_n \equiv b$ noch zugezählt werden, in n *gleiche* Intervalle $x_\nu - x_{\nu-1} = (b-a)/n$ zerlegt, so daß diese Zerlegung durch die Zahl n eindeutig bestimmt ist. — Diese *spezielle* Zerlegung von (a, b) in lauter *gleiche* Teile halten wir fest, da sie für unsere Zwecke genügt und vorteilhaft ist.

Die *untere Grenze* der Werte von $f(x)$ in $(x_{\nu-1}, x_\nu)$ sei γ_ν, die *obere* γ_ν',

$$\gamma_\nu' - \gamma_\nu \equiv \sigma_\nu \tag{1}$$

die *nie negative und stets endliche Schwankung* von $f(x)$ in $(x_{\nu-1}, x_\nu)$.

Dann bilden wir[1]) die Größen

$$\left. \begin{aligned} E_n &\equiv \sum_{\nu=1}^{n} \gamma_\nu (x_\nu - x_{\nu-1}) = (b-a) \sum_{\nu=1}^{n} \gamma_\nu/n \\[2mm] U_n &\equiv \sum_{\nu=1}^{n} \gamma_\nu' (x_\nu - x_{\nu-1}) = (b-a) \sum_{\nu=1}^{n} \gamma_\nu'/n \,, \end{aligned} \right\} \tag{2}$$

---

[1]) Angeregt durch VON MANGOLDT-KNOPP, Einführung in die höhere Mathematik III, 10. Auflage 1958, Zweiter Abschnitt, Nr. 29—31.

so daß

$$U_n - E_n = (b - a) \sum_{\nu = 1}^{n} \sigma_\nu / n \qquad (3)$$

stets ≥ 0 ist. Dann gelte die *Definition: $f(x)$ heißt im Riemannschen Sinn*[1]) *dann und nur dann im Intervall (a, b) integrierbar, wenn*

$$\lim_{n \to \infty} (U_n - E_n) = (b - a) \lim_{n \to \infty} \sum_{\nu = 1}^{n} \sigma_\nu / n = 0 , \qquad (4)$$

oder noch kürzer, *wenn*

$$\lim_{n \to \infty} \sum_{\nu = 1}^{n} \sigma_\nu / n = 0 , \qquad (4')$$

d. h., *wenn das arithmetische Mittel der Schwankungen* σ_ν *von* $f(x)$ *in den n Teilintervallen* $(x_{\nu-1}, x_\nu)$ *für* $n \to \infty$ *den Grenzwert 0 hat*. — Dies ist also die *notwendige und hinreichende Integrabilitätsbedingung* für $f(x)$ in (a, b). — *Hinreichend*, aber nicht notwendig ist es daher, wenn *jedes einzelne* σ_ν nach 0 strebt, d. h. wenn $f(x)$ in (a, b) *stetig* ist.

Ist nun für beliebiges ξ_ν aus $(x_{\nu-1}, x_\nu)$

$$S_n \equiv \sum_{\nu = 1}^{n} f(\xi_\nu) (x_\nu - x_{\nu-1}) \equiv (b - a) \sum_{\nu = 1}^{n} f(\xi_\nu) / n , \qquad (5)$$

so ist nach (2) und (5) stets

$$E_n \leqq S_n \leqq U_n . \qquad (6)$$

Sind nun, wobei wir einem Gedanken von Herrn TAUTZ folgen, n und m zwei beliebige positive ganze Zahlen und zerlegen wir (a, b) in nm gleiche Teilintervalle, so ist diese Zerlegung eine Verfeinerung der Einteilung in n, wie der Einteilung in m Intervalle. Nach (6) ist $E_{nm} \leqq U_{nm}$. Es ist aber auch $E_n \leqq E_{nm}$. Nennen wir nämlich die bei der n-Teilung γ_ν genannten Zahlen bei der nm-Einteilung jetzt $\gamma_{\nu\mu}$, so ist stets $\gamma_\nu \leqq \gamma_{\nu\mu}$, weil jedes der nm-Intervalle *Teil*, nämlich der m-te Teil eines n-Intervalles ist, und hieraus folgt leicht, daß auch $E_n \leqq E_{nm}$ ist. Entsprechend ergibt sich $U_m \geqq U_{nm}$. Also hat man

$$E_n \leqq E_{nm} \leqq U_{nm} \leqq U_m \qquad (7)$$

und daher $E_n \leqq U_m$. Folglich haben die E_n eine obere Grenze E, die U_m eine untere Grenze U, und es ist $E \leqq U$.

Für die Integrierbarkeit von $f(x)$ in (a, b) ist nach (4) notwendig und hinreichend $\lim_{n \to \infty} (U_n - E_n) = 0$, woraus $E = U$ folgt. Nun ist jedenfalls $U - E_n \leqq U_n - E_n$, also $\lim_{n \to \infty} (U - E_n) = 0$, und da $U = E$, hat man nach (6) die *Integraldefinition*

$$\int_a^b f(x) \, dx = (b - a) \lim_{n \to \infty} \sum_{\nu = 1}^{\nu = n} f(\xi_\nu) / n \qquad (8)$$

für die in (a, b) beschränkte, in (a, b) integrierbare Funktion $f(x)$, wobei

---

[1]) Dieser Zusatz ist nötig, weil es auch Integrale höherer Art gibt, die wir aber mit Rücksicht auf eine möglichst *elementare* Begründung der Funktionentheorie nicht benutzen werden.

ξ_ν ein beliebiger Wert aus $(x_{\nu-1},\ x_\nu)$ und $(a,\ b)$ in lauter *gleiche* Intervalle zerlegt ist.

Hierbei war $a < b$ vorausgesetzt. Ist aber $a > b$, so ergibt sich entsprechend wie (8)

$$\int\limits_b^a f(x)\,dx = -\,(b-a)\lim_{n\to\infty}\sum_{\nu=1}^{\nu=n} f(\xi_\nu)/n\ .$$

Also gilt (8) für $a < ,=, > b$, und es ist

$$\int\limits_a^b f(x)\,dx = -\int\limits_b^a f(x)\,dx\ . \tag{9}$$

Aus der Summendefinition (8) des Integrals ergibt sich noch: Wenn $f(x)$ und $g(x)$ in $(a,\ b)$ integrierbar sind, so ist auch $f(x) + g(x)$ in $(a,\ b)$ integrierbar, und es ist

$$\int\limits_a^b f(x)\,dx + \int\limits_a^b g(x)\,dx = \int\limits_a^b [f(x) + g(x)]\,dx\ . \tag{10}$$

Mittelwert oder *arithmetisches Mittel* $f_{ab}(x)$ *einer in* $(a,\ b)$ *integrierbaren Funktion* $f(x)$ heißt das durch die Größe des Integrationsintervalles dividierte Integral

$$f_{ab}(x) \equiv \frac{1}{b-a}\int\limits_a^b f(x)\,dx = \lim_{n\to\infty}\sum_{\nu=1}^{n} f(\xi_\nu)/n\ . \tag{11}$$

Das heißt der Mittelwert $f_{ab}(x)$ einer in $(a,\ b)$ integrierbaren Funktion $f(x)$ ist der *Grenzwert* der arithmetischen Mittel der $f(\xi_\nu)$ in $(a,\ b)$ für $n\to\infty$. Er trat schon in (8) auf.

Ist $f(x)$ in $(a,\ b)$ stetig, so gibt es („*Mittelwertsatz der Integralrechnung*“) stets mindestens einen Wert ξ in $(a,\ b)$, für den

$$f_{ab}(x) = f(\xi)\ . \tag{12}$$

Da nämlich $f(x)$ dann in $(a,\ b)$ einen kleinsten Wert m und einen größten Wert M annimmt (§ 3), so liegt $f(x)$ in $(a,\ b)$ stets zwischen m und M. Also liegt nach (11) auch $f_{ab}(x)$ stets zwischen m und M. Und da die stetige Funktion $f(x)$ nach § 3 in $(a,\ b)$ jeden Wert zwischen m und M für mindestens ein ξ aus $(a,\ b)$ annimmt, so folgt Gleichung (12).

Es gilt noch der wichtige *Zerlegungssatz: Wenn c ein beliebiger Wert zwischen a und b ist und die Integrale $\int\limits_a^b f\,dx,\ \int\limits_a^c f\,dx,\ \int\limits_c^b f\,dx$ existieren, so ist stets*

$$\int\limits_a^b f\,dx = \int\limits_a^c f\,dx + \int\limits_c^b f\,dx\ . \tag{13}$$

Beweis[1]): Setzt man

$$S_n(a,\ b) \equiv (b-a)\sum_{\nu=1}^{n} f(\xi_\nu)/n\ , \tag{14}$$

wobei n die Anzahl der Intervalle angibt, in die $(a,\ b)$ zerlegt ist, ξ_ν beliebig in dem Intervall $(x_{\nu-1}, x_\nu)$ liegt, so ist wegen der vorausgesetzten

---

[1]) Dieser vom Verfasser skizzierte *Beweis* ist durch Herrn H. GERICKE formell wesentlich verbessert worden.

Existenz des Integrals $\int\limits_a^b f\, dx$ nach (8)

$$\lim_{n\to\infty} S_n(a, b) = \int\limits_a^b f(x)\, dx\ . \tag{15}$$

Nun seien x_N, x_{N+1} die dem c nächstliegenden Teilpunkte, also

$$a \leqq x_N \leqq c < x_{N+1} \leqq b\ ,$$

so daß der Fall $x_N = c$ ausdrücklich zugelassen wird. Dann ist

$$S_n(a, b) = S_N(a, x_N) + S_1(x_N, x_{N+1}) + S_{n-N-1}(x_{N+1}, b)\ . \tag{16}$$

Untersuchen wir nun die 3 Summen rechts beim Grenzübergang $n\to\infty$, so ist $\lim\limits_{n\to\infty} S_1(x_N, x_{N+1}) = 0$. Nach (14) ist

$$S_N(a, x_N) = (x_N - a)\sum_{\nu=1}^{\nu=N} f(\xi_\nu)/N \text{ und } S_N(a, c) = (c - a)\sum_{\nu=1}^{\nu=N} f(\xi_\nu')/N\ . \tag{17}$$

Um die beiden Größen links in (17) miteinander zu vergleichen, beachten wir, daß $(c - x_N)$, wenn es nicht überhaupt $= 0$ ist, kleiner oder höchstens gleich einem Teilintervall ist, daß also in jedem Falle gleichstellige Intervalle gemeinsame Punkte enthalten, und deshalb $\xi_\nu' = \xi_\nu$ gesetzt werden darf. Dann aber ergibt sich aus den beiden Gleichungen (17)

$$S_N(a, x_N) = S_N(a, c)\,(x_N - a)/(c - a)\ . \tag{18}$$

Um nun den Grenzübergang $n\to\infty$ zu vollziehen, prüfen wir, wie sich dabei N ändert. Beim Übergang von n zu $n + 1$ bleibt N entweder ungeändert oder es geht in $N + 1$ über. Für $n\to\infty$ geht auch $N\to\infty$, und zwar durchläuft N von einem Anfangswert aus *alle* weiteren ganzen Zahlen. Also ist $\lim\limits_{n\to\infty} S_N(a, c) = \int\limits_a^c f(x)\, dx$, also nach (18) wegen $\lim\limits_{n\to\infty} x_N = c$

$$\lim_{n\to\infty} S_N(a, x_N) = \lim_{n\to\infty} S_N(a, c) = \int\limits_a^c f(x)\, dx\ .$$

Entsprechend ist zu beweisen, daß in (16)

$$\lim_{n\to\infty} S_{n-N-1}(x_{N+1}, b) = \int\limits_c^b f(x)\, dx\ .$$

Also folgt aus (15), (16) und den beiden hier vorangehenden Gleichungen die behauptete Gleichung (13)

$$\int\limits_a^b f(x)\, dx = \int\limits_a^c f(x)\, dx + \int\limits_c^b f(x)\, dx\ .$$

Dieser Beweis ist zwar etwas mühsamer als der sonst übliche, bei dem davon Gebrauch gemacht wird, daß bei der Integraldefinition Zerlegung des Intervalls in *beliebige* Teilintervalle benutzt wird. Es ist aber gerade ein Vorteil unserer Integraldefinition (5), daß der Begriff *aller* möglichen Zerlegungen *nicht* benutzt wird und die Darstellung in diesem Sinn elementarer ist.

§ 5. Das bestimmte Integral als Funktion der oberen Grenze und das unbestimmte Integral

Ist $f(x)$ in (a, b) stetig, so ist auch

$$F(x) \equiv \int_a^x f(x)\, dx \tag{1}$$

in (a, b) stetig und

$$\frac{dF(x)}{dx} \equiv F'(\mathrm{x}) = f(x)\,. \tag{2}$$

Beweis: Wegen der Stetigkeit von $f(x)$ existieren die Integrale $F(x) \equiv \int_a^x f\, dx$, $F(x + h) \equiv \int_a^{x+h} f\, dx$ und $\int_x^{x+h} f\, dx$, das nach § 4 (8) und (12) $= h f(x + \vartheta h)$, wo $(-1 \leq \vartheta \leq +1)$ gesetzt werden kann. Nun gilt nach dem Zerlegungssatz (§ 4 (13)), gleichviel ob $h > 0$ oder < 0, die Formel

$$F(x + h) - F(x) = h f(x + \vartheta h)\,, \tag{3}$$

aus der die beiden Behauptungen (1) und (2) folgen.

Unbestimmtes Integral und ,,Fundamentalsatz der Integralrechnung''.

Ist $F(x)$ eine Funktion, für die $F'(x) = f(x)$, so schreibt man dafür auch

$$F(x) \equiv \int f(x)\, dx \tag{4}$$

und nennt $F(x)$ ein *unbestimmtes Integral von $f(x)$*. Nach (1) und (2) ist z. B. $\int_a^x f(x)\, dx$ eine solche Funktion $F(x)$. Dann besagt der ,,Fundamentalsatz'': *Existiert das bestimmte Integral $\int_a^b f(x)\, dx$, ferner in (a, b) ein unbestimmtes Integral $F(x)$ und hat $f(x)$ in (a, b) überall einen eindeutig bestimmten endlichen Wert, so ist*

$$\int_a^b f(x)\, dx = \int_a^b \frac{dF(x)}{dx}\, dx = F(b) - F(a) \equiv [F(x)]_a^b\,. \tag{5}$$

Denn in der Summenerklärung des bestimmten Integrals [§ 4 (8)], ausführlich geschrieben

$$\int_a^b f(x)\, dx = \lim_{n \to \infty} [f(\xi_1)(x_1 - a) + f(\xi_2)(x_2 - x_1) + \cdots + f(\xi_n)(b - x_{n-1})]\,, \tag{6}$$

sind die ξ_ν in ihren Intervallen noch *beliebig wählbar*. Aber nach dem Mittelwertsatz der Differentialrechnung [§ 3 (11)] ist für *geeignete* ξ, die wir nun in (6) benutzen,

$$f(\xi_\nu)(x_\nu - x_{\nu-1}) = F(x_\nu) - F(x_{\nu-1}) \qquad (\nu = 1, 2, \ldots, n)\,. \tag{7}$$

Also wird aus (6)

$$\int_a^b f(x)\, dx = \lim_{n \to \infty} [-F(a) + F(x_1) - F(x_1) + \cdots + F(b)] = F(b) - F(a)\,. \tag{8}$$

§ 6. Paare von reellen Veränderlichen x, y

Die Wertepaare zweier reeller Veränderlicher x, y werden durch die Punkte einer Ebene dargestellt, wenn in dieser z. B. durch zwei aufeinander senkrechte Koordinatenachsen mit einander gleichen Längeneinheiten ein *gleichseitig orthogonales Koordinatensystem* eingeführt ist. Durch dieselben Punkte werden später die komplexen Zahlen $x + yi$ ($i \equiv \sqrt{-1}$) dargestellt. Als Bild *aller* Paare x, y hat man also die *Menge aller Punkte der Ebene*.

Die Drehung der positiven x-Achse in die positive y-Achse um einen rechten Winkel bestimmt den *positiven Drehungs-* oder *Umlaufssinn* für die ganze xy-Ebene (Abb. 2).

Eine *Teilmenge* der Punkte x, y heißt *beschränkt*, wenn für alle ihre Punkte $|x|$ und $|y| < S$, eine feste positive endliche Zahl, ist.

Umgebung eines Punktes x_0, y_0 heißt die Gesamtheit der Punkte x, y, für die

$$(x - x_0)^2 + (y - y_0)^2 < \delta ,$$

wo δ irgendeine von Null verschiedene positive Zahl ist.

Innere Punkte einer Menge sind solche, bei denen auch alle Punkte einer hinlänglich kleinen Umgebung der Menge angehören, *Grenz-* oder *Randpunkte* solche, deren noch so kleine Umgebung sowohl Punkte der Menge als auch ihr nicht angehörende enthält.

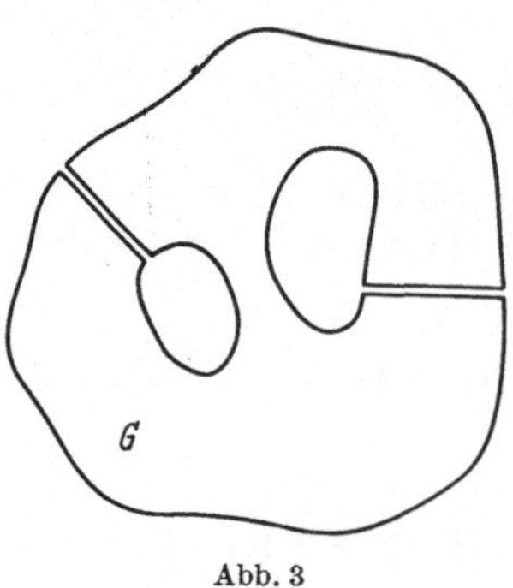
Abb. 2

Eine Menge von Punkten x, y, die *nur innere* Punkte enthält, ist eine *offene Punktmenge*. Sie heißt dann speziell *zusammenhängend*, wenn man je zwei ihrer Punkte durch einen ganz innerhalb der Menge verlaufenden, aus lauter geradlinigen Teilen bestehenden Streckenzug miteinander verbinden kann. Eine solche Menge nennen wir ein *zusammenhängendes offenes Gebiet G* in der xy-Ebene. Fügen wir diesem die Gesamtheit der Grenz- oder Randpunkte, kurz die *Begrenzung* oder den *Rand* der Teilmenge, hinzu, so entsteht ein *abgeschlossener* zusammenhängender *Bereich*.

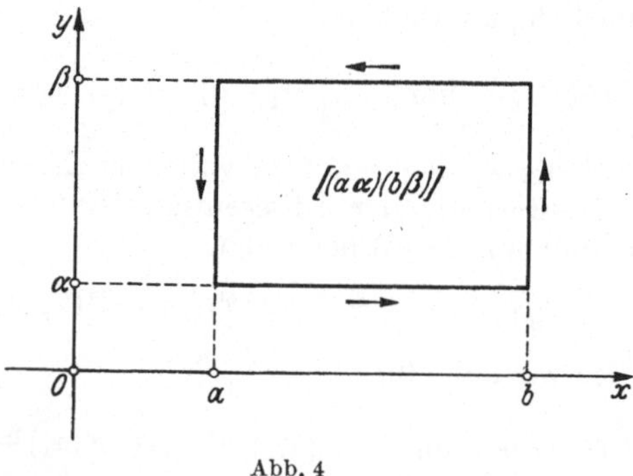

Abb. 3   Abb. 4

Wir werden es im folgenden hauptsächlich mit solchen beschränkten, abgeschlossenen, zusammenhängenden Bereichen zu tun haben, deren Begrenzung aus einer oder einer endlichen Anzahl von derartigen *einfach geschlossenen Kurven* besteht, deren jede die ganze Ebene oder die ganze Punktmenge x, y in zwei getrennte Teile zerlegt. Ein solcher Bereich heißt *einfach* oder *n-fach zusammenhängend*, wenn seine vollständige Begrenzung aus einer oder aus n solchen einfach geschlossenen, einander nicht schneidenden Kurven besteht (Abb. 3).

Durch $n - 1$ einander nicht schneidende *Schnittlinien* kann ein n-fach zusammenhängender in einen einfach zusammenhängenden Bereich verwandelt werden. Wir werden uns deshalb stets auf *einfach* zusammenhängende Bereiche beschränken. Ja sogar fast ausnahmslos auf *achsenparallele Rechtecke* $R \equiv [(a, \alpha)\,(b, \beta)]$ (Abb. 4). Aus solchen können dann Bereiche zusammengesetzt werden, die von einer *achsenparallelen Treppenlinie* begrenzt sind. — Erst nach vollzogener Begründung der Funktionentheorie, also nach Erledigung der uns gestellten Aufgabe, hat man Veranlassung, auch mehrfach zusammenhängende Bereiche in Betracht zu ziehen.

§ 7. Reelle Funktionen $f(x, y)$ der reellen Veränderlichen x, y

Eine reelle Funktion von zwei reellen Veränderlichen x, y

$$z = f(x, y)\,, \tag{1}$$

definiert für einen einfach zusammenhängenden Teilbereich der ganzen xy-Ebene, heißt *bei der Stelle* x_0, y_0 dieses Bereiches von x, y *total stetig*, wenn für alle x, y einer hinlänglich kleinen Umgebung von x_0, y_0, d. h. für alle x, y, für die

$$(x - x_0)^2 + (y - y_0)^2 < \delta \qquad (\delta \text{ } hinländlich \text{ klein}), \tag{2}$$

$f(x, y)$ einen bestimmten endlichen Wert hat und

$$|f(x, y) - f(x_0, y_0)| < \varepsilon \qquad (\varepsilon \text{ } beliebig \text{ klein}), \tag{3}$$

oder, was gleichwertig ist: Wenn für alle Wertepaare x, y einer hinlänglich kleinen Umgebung (2) von x_0, y_0, in der $f(x, y)$ überall einen eindeutig bestimmten endlichen Wert hat,

$$\lim_{x,\,y\,\to\,x_0,\,y_0} f(x, y) = f(x_0, y_0) \tag{4}$$

ist, wie auch x, y sich dem Punkte x_0, y_0 nähert.

Die so definierte totale Stetigkeit von $f(x, y)$ bei x_0, y_0 heißt auch *zweidimensional* im Gegensatz zu einer nur *eindimensionalen* Stetigkeit, wenn $f(x, y)$ die Stetigkeitsbedingung nur für alle x, y erfüllt, die auf einer x_0, y_0 enthaltenden Kurve hinlänglich nahe bei x_0, y_0 liegen, insbesondere also zu einer nur *achsenparallelen* oder *partiellen* Stetigkeit. Aus der totalen Stetigkeit bei x_0, y_0 folgt die partielle in beiden Achsenrichtungen, nicht umgekehrt.

$z = f(x, y)$ heißt *in einem Bereich G stetig*, wenn sie überall in G einen eindeutig bestimmten endlichen Wert hat und bei jedem x_0, y_0 des Bereiches G die Bedingung (3) oder (4) erfüllt ist.

$z = f(x, y)$ heißt *in dem abgeschlossenen Bereich G gleichmäßig stetig*, wenn sie in G stetig ist und die Bedingung (3) *überall* in G bei *demselben ε* durch *dasselbe δ* erfüllbar ist, wenn also δ nur von ε und nicht von der einzelnen Stelle x_0, y_0 in dem Bereich abhängt. Dafür kann man auch sagen: wenn für je zwei Wertepaare x', y' und x'', y'' des Bereiches $|f(x', y') - f(x'', y'')| < \varepsilon$, sobald $|x' - x''|$ und $|y' - y''| <$ als *dasselbe δ* sind.

Auch hier gilt der Satz: *Eine in dem beschränkten und abgeschlossenen Bereich G einschließlich des Randes, dort wenigstens inseitig, stetige Funktion ist in G gleichmäßig stetig.*

Es genügt für unsere Anwendungen, den *Beweis* für ein Rechteck R zu führen. ε sei eine beliebig kleine fest gegebene positive Zahl. Dann zerlegen wir R durch $n - 1$ äquidistante Parallele zur x-Achse und $n - 1$ ebensolche zur y-Achse in n^2 kleine kongruente Rechtecke $R_{\mu\nu}$. Gibt es nun einen endlichen Wert von n, so daß in *jedem* $R_{\mu\nu}$ die Schwankung von $f(x, y) < \varepsilon/2$ ist, so ist sie in jedem achsenparallelen Rechteck derselben Größe wie $R_{\mu\nu}$, das 2 oder 4 der $R_{\mu\nu}$ teilweise bedeckt, jedenfalls $< \varepsilon$. Der Satz ist also bewiesen, wenn noch gezeigt wird, daß es ein solches n geben muß. Angenommen, es gäbe kein solches endliches n, so muß wenigstens in einem $R_{\mu\nu}$ die Funktionsschwankung $> \varepsilon/2$ und auch nicht durch beliebige Weiterteilung unter $\varepsilon/2$ herabzudrücken sein. Sei R_0 (Abb. 5) ein solches $R_{\mu\nu}$. Teilen wir es durch eine Parallele zur x-Achse und eine Parallele zur y-Achse in 4 kongruente Rechtecke, so ist wenigstens in einem von ihnen die Schwankung immer noch $> \varepsilon/2$. Durch beliebig oftmalige Wiederholung dieses Verfahrens erhalten wir eine unbegrenzte Folge von Rechtecken R_0, R_1, R_2, ..., die mit wachsendem Index beliebig klein werden und deren jedes einen Teil des vorhergehenden bildet. Sie schachteln also einen Punkt x_0, y_0 ein, umgeben mit einem beliebig kleinen Rechteck, in dem die Funktionsschwankung $> \varepsilon/2$ ist. Nach der Stetigkeit von $f(x, y)$ in x_0, y_0 ist aber x_0, y_0 mit einem hinlänglich kleinen Rechteck zu umgeben, in dem die Schwankung $< \varepsilon/2$ ist. Der Widerspruch zeigt, daß die Annahme falsch war, womit der Satz bewiesen ist. — Natürlich hätte der entsprechende Satz in § 3 auch in der hier benutzten Art entsprechend bewiesen werden können.

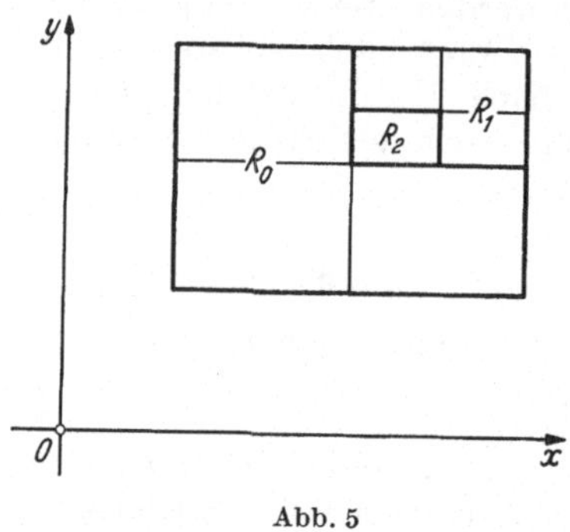

Abb. 5

Ganz ähnlich dem Satz II in § 3 und auch ganz ähnlich zu beweisen gilt auch hier der Satz:

Die in dem abgeschlossenen beschränkten Rechteck R stetige Funktion $f(x, y)$ besitzt in R eine obere Grenze M und eine untere Grenze m und nimmt mindestens an einer Stelle in R den Wert M (Maximum) und an mindestens einer Stelle in R den Wert m (Minimum) an.

Der erste Teil des *Beweises* ist wörtlich aus § 3 a. a. O. zu übernehmen, wenn nur (a, b) durch R, $f(x)$ durch $f(x, y)$ ersetzt wird. — Beim zweiten Teil des Beweises wird R wie in dem hier vorangehenden Beweis gevierteilt, wodurch man bei unbegrenzter Wiederholung zu einer Stelle x_M, y_M gelangt, für die

$$\lim_{x, y \to x_M, y_M} f(x, y) = M ,\tag{5}$$

woraus wegen der Stetigkeit von $f(x, y)$ folgt

$$f(x_M, y_M) = M .\tag{6}$$

Entsprechend für die untere Grenze m.

Die in einem Bereich G stetige Funktion $f(x, y)$ heißt *eindeutig in G*, wenn sie bei stetigem Übergang auf beliebigem Weg in G von einer beliebigen Stelle x_0, y_0 nach einer beliebigen Stelle x_1, y_1 in G stets *denselben*, vom Weg unabhängigen Wert annimmt. — Eine in G überall *einwertige* Funktion $f(x, y)$ ist natürlich *eindeutig* in G.

§ 8. Totale und partielle Differenzierbarkeit einer Funktion $f(x, y)$

Man sagt: *Eine Funktion $f(x, y)$ besitzt bei der Stelle x_0, y_0 ein totales erstes Differential $df \equiv f_1 dx + f_2 dy$, oder kürzer, sie ist dort total differenzierbar*, wenn die partiellen Ableitungen

$$\frac{\partial f(x, y)}{\partial x} \equiv f_1(x, y), \quad \frac{\partial f(x, y)}{\partial y} \equiv f_2(x, y)\tag{1}$$

d. h. die Ableitung von f nach x bei konstantem y und nach y bei konstantem x, für x_0, y_0 mit eindeutig bestimmten endlichen Werten existieren, d. h. wenn f bei x_0, y_0 in beiden Achsenrichtungen *partiell differenzierbar* ist und *außerdem*

$$|f(x, y) - f(x_0, y_0) - (x - x_0) f_1(x_0, y_0) - (y - y_0) f_2(x_0, y_0)|\tag{2}$$
$$< \varepsilon (|x - x_0| + |y - y_0|)$$
$$\text{für } |x - x_0| < \delta , \quad |y - y_0| < \delta ,$$

wo, wie immer, ε eine *beliebig*, δ eine *hinlänglich* kleine positive Zahl ist.

Aus der totalen Differenzierbarkeit (2) folgt für $y = y_0$, bzw. $x = x_0$ die partielle in beiden Achsenrichtungen, nicht umgekehrt. *Sind aber f_1, f_2 total stetig, so ist f auch total differenzierbar.* Denn dann ist nach dem Mittelwertsatz der Differentialrechnung § 3, (11):

$$f(x + h, y + k) - f(x, y) - hf_1(x, y) - kf_2(x, y)\tag{3}$$
$$\equiv f(x + h, y + k) - f(x + h, y) + f(x + h, y) - f(x, y)$$
$$- hf_1(x, y) - kf_2(x, y)$$
$$= kf_2(x + h, \eta) + hf_1(\xi, y) - hf_1(x, y) - kf_2(x, y)$$
$$[\xi \text{ in } (x, x + h), \ \eta \text{ in } (y, y + k)]$$
$$= h[f_1(\xi, y) - f_1(x, y)] + k[f_2(x + h, \eta) - f_2(x, y)] .$$

Also

$$|f(x + h, y + k) - f(x, y) - hf_1(x, y) - kf_2(x, y)| < \varepsilon (|h| + |k|)\tag{4}$$
$$\text{für } |h| \text{ und } |k| < \delta ,$$

wo ε eine beliebig, δ eine hinlänglich kleine positive Zahl ist. Das heißt Gleichung (2) ist erfüllt.

Existieren noch die zweiten partiellen Ableitungen f_{12} und f_{21} als total *stetige* Funktionen von x, y, so läßt sich beweisen, daß

$$f_{12}(x,\ y) = f_{21}(x,\ y)^1).\tag{5}$$

§ 9. Treppenintegral $\int\limits_{a,\alpha}^{b,\beta} (f(x,\ y)\ dx + g(x,\ y)\ dy)$

In der reellen x, y-Ebene kommen außer den einfachen reellen Integralen über ein x- oder ein y-Intervall [§ 4(8)] von Linien-Integralen noch reelle *Treppenintegrale* von *zweigliedrigen* Differentialen in Betracht

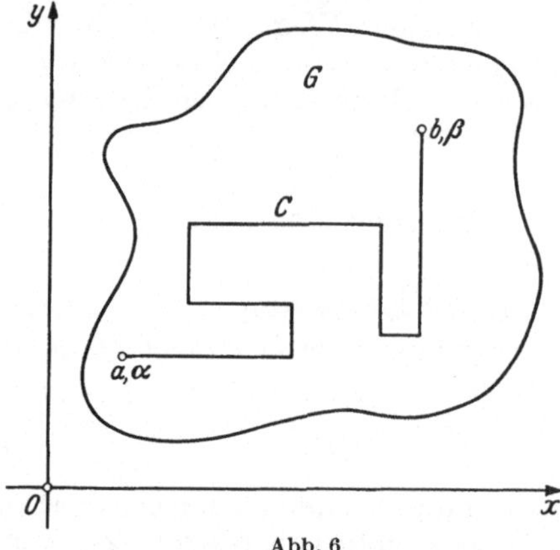

Abb. 6

$$\int\limits_{a,\alpha}^{b,\beta} (f(x,y)\ dx + g(x,y)dy),\tag{1}$$

wo f und g in dem einfach zusammenhängenden Bereich G eindeutig bestimmt und total stetig sind und C eine von a, α bis b, β ganz innerhalb G verlaufende *achsenparallele Treppenlinie* mit endlicher Stufenzahl bedeutet (Abb. 6). Bei den Strecken von C parallel der x-Achse, wo $dy = 0$ ist, reduzieren sich diese Integrale (1) auf reelle Integrale über ein x-Intervall. Entsprechend bei den Strecken, wo $dx = 0$ ist. Solche Integrale sind aber nach § 4 als Grenzwerte von Summen erklärt. Das gilt also mit allen Konsequenzen auch für Treppenintegrale.

Benutzt man statt x, y *Polarkoordinaten* ϱ, φ, so treten Integrationswege C auf, die aus einer endlichen Anzahl geradliniger Strecken durch das Zentrum und aus einer endlichen Anzahl von Kreisbögen um das Zentrum bestehen. Auch solche Integrale werden später (B. Kap. VI) bei uns auftreten. Zunächst bleiben wir bei den Treppenintegralen der zuerst genannten Art.

Nun gilt der *Satz: Sind $f(x,\ y)$ und $g(x,\ y)$ in G eindeutig bestimmt und total stetig, und ist das Integral*

$$\int\limits_{a,\alpha}^{x,y} (f(x,\ y)\ dx + g(x,\ y)\ dy) \equiv F(x,\ y)\tag{2}$$

unabhängig vom Integrationsweg, also $F(x,\ y)$ eindeutig in G, so ist $F(x,\ y)$ in G eine total stetige und total differenzierbare Funktion von x, y mit den partiellen Ableitungen

$$F_1(x,\ y) = f(x,\ y),\qquad F_2(x,\ y) = g(x,\ y)\ ,\tag{3}$$

$f\,dx + g\,dy$ *also nach § 8 das totale Differential der eindeutigen Funktion* $F(x, y)$.

Beweis: Liegt mit x, y für hinlänglich kleine h, k auch das Rechteck mit den diagonalen Ecken x, y und $x + h$, $y + k$ ganz in G, so bilden wir die Differenz $F(x + h, y + k) - F(x, y)$ und erstrecken, was nach der Voraussetzung zulässig ist, das Integral $F(x + h, y + k)$ bis x, y zunächst auf demselben Weg C wie $F(x, y)$, sodann von x, y über $x + h$, y bis $x + h$, $y + k$ oder — was zu demselben Endziel führt — über x, $y + k$ bis $x + h$, $y + k$. So erhält man unter Anwendung des Mittelwertsatzes der Integralrechnung [§ 4 (12)]

$$F(x + h, y + k) - F(x, y) = \int\limits_{x}^{x+h} f(x, y)\,dx + \int\limits_{y}^{y+k} g(x + h, y)\,dy \qquad (4)$$

$$= h f(\xi, y) + k g(x + h, \eta)\,,$$

wo ξ im Intervall $(x, x + h)$, η im Intervall $(y, y + k)$ liegt. Nach der vorausgesetzten Stetigkeit von f und g ist also $F(x + h, y + k) - F(x, y)$ beliebig klein für hinlänglich kleine h, k. Das heißt $F(x, y)$ ist *total stetig* in G.

Ferner ist

$$F(x + h, y) - F(x, y) = \int\limits_{x}^{x+h} f(x, y)\,dx = h f(\xi, y), \quad (\xi \text{ in } (x, x + h))\,, \qquad (5)$$

also

$$\lim_{h\to 0} \frac{F(x + h, y) - F(x, y)}{h} = \lim_{h\to 0} f(\xi, y) = f(x, y) = F_1(x, y)\,. \qquad (6)$$

Entsprechend ergibt sich

$$\lim_{h\to 0} \frac{F(x, y + k) - F(x, y)}{k} = g(x, y) = F_2(x, y)\,. \qquad (7)$$

Also ist nach (6) und (7)

$$dF(x, y) \equiv F_1(x, y)\,dx + F_2(x, y)\,dy = f(x, y)\,dx + g(x, y)\,dy\,. \qquad (8)$$

Damit ist der Satz bewiesen.

Wir bemerken noch: *Ist $f(x, y)$ nach y und $g(x, y)$ nach x differenzierbar und sind f_2 und g_1 stetig, so ist nach § 8 (5)*

$$f_2(x, y) = g_1(x, y)\,. \qquad (9)$$

Schließlich können wir den Satz beweisen:
Ist die Funktion $F(x, y)$ in G total differenzierbar mit in G total stetigen F_1 und F_2, so ist $F(x, y)$ eindeutig in G und für jede ganz in G von a, α bis b, β verlaufende Treppenlinie C

$$\int\limits_{a,\alpha}^{b,\beta} dF(x, y) \equiv \int\limits_{a,\alpha}^{b,\beta} (F_1(x, y)\,dx + F_2(x, y)\,dy) = F(b, \beta) - F(a, \alpha)\,. \qquad (10)$$

Ein Satz, den man als „Fundamentalsatz für Treppenintegrale" bezeichnen kann.

Beweis: Besteht C zunächst aus einem in einer Ecke zusammenstoßenden Seitenpaar nur *eines* achsenparallelen Rechtecks, so ist auf jeder der Seiten nach den geltenden Voraussetzungen der Fundamentalsatz § 5 (8) anwendbar. Also ist auf dem in der Ecke b, α zusammenstoßenden Seitenpaar

$$\left.\begin{array}{l} \int\limits_{a\,\alpha}^{b\,\alpha} F_1(x,\,\alpha)\,dx = F(b,\,\alpha) - F(a,\,\alpha) \\[2em] \int\limits_{b\,\alpha}^{b\,\beta} F_2(b,\,y)\,dy = F(b,\,\beta) - F(b,\,\alpha) \end{array}\right\} \tag{11}$$

und durch Addition der beiden Formeln

$$\int\limits_{a\,\alpha}^{b\,\beta} (F_1(x,\,y)\,dx + F_2(x,\,y)\,dy) = F(b,\,\beta) - F(a,\,\alpha)\,. \tag{12}$$

Dasselbe Resultat ergibt sich aber auch für das in der Ecke a, β zusammenstoßende Seitenpaar des Rechtecks.

Eine *beliebige* Treppenlinie C setzt sich nun aus lauter solchen Rechtecksseitenpaaren zusammen. Daraus folgt unmittelbar sowohl die *Eindeutigkeit* von $F(x,\,y)$ wie die *eindeutige Integrierbarkeit von* $dF(x,\,y)$ in G, zwei Eigenschaften, die also immer gleichzeitig bestehen.

Ist dann ferner C *geschlossen* und bezeichnet man das Integral über einen geschlossenen Integrationsweg mit $\oint$, so ist für jede geschlossene Treppenlinie C in G

$$\oint\limits_C dF(x,\,y) \equiv \oint\limits_C (F_1(x,\,y)\,dx + F_2(x,\,y)\,dy) = 0\,. \tag{13}$$

Mit den beiden Sätzen dieses Paragraphen ist noch bewiesen: „$f\,dx + g\,dy$ *ist dann und nur dann in* G *eindeutig integrierbar, wenn es das totale Differential einer in* G *eindeutigen Funktion* $F(x,\,y)$ *ist.*"

§ 10. Flächenintegral einer Funktion $f(x,\,y)$

Unter Beschränkung auf den einfachsten, aber für unsere Anwendungen ausreichenden Fall sei $R \equiv [(a,\,\alpha)\,(b,\,\beta)]$, $0 \le a < b$, $\alpha < \beta$, ein achsenparalleles Rechteck in der $x\,y$-Ebene und $f(x,\,y)$ in R einschließlich des Randes beschränkt und überall eindeutig bestimmt. Dann werde $(a,\,b)$ durch die Teilpunkte $x_1, x_2, \ldots, x_{n-1}$, $(\alpha,\,\beta)$ durch die Teilpunkte $y_1, y_2, \ldots, y_{n-1}$, je in n *gleiche* Teile zerlegt, so daß, wenn man durch die ersteren Parallele zur y-Achse, durch die letzteren Parallele zur x-Achse zieht, R in n^2 kleinere kongruente Rechtecke $R_{\mu\nu} \equiv [(x_{\mu-1},\,y_{\nu-1})\,(x_\mu,\,y_\nu)]$ zerfällt. Diese Zerlegung von R ist also durch den Wert von n eindeutig bestimmt. Wir verfahren nun fast wörtlich wie in § 4.

Ist $\gamma_{\mu\nu}$ die untere, $\gamma'_{\mu\nu}$ die obere Grenze der Werte von $f(x,\,y)$ in $R_{\mu\nu}$, so heißt die nie negative und stets endliche Zahl

$$\sigma_{\mu\nu} \equiv \gamma'_{\mu\nu} - \gamma_{\mu\nu} \tag{1}$$

die *Schwankung* von $f(x,\,y)$ in $R_{\mu\nu}$. Dann bilden wir die Größen

$$\left.\begin{array}{l} E_n \equiv \sum\limits_{\mu=1}^{n}\ \sum\limits_{\nu=1}^{n} \gamma_{\mu\nu}(x_\mu - x_{\mu-1})\,(y_\nu - y_{\nu-1}) \\[2em] U_n \equiv \sum\limits_{\mu=1}^{n}\ \sum\limits_{\nu=1}^{n} \gamma'_{\mu\nu}(x_\mu - x_{\mu-1})\,(y_\nu - y_{\nu-1})\,, \end{array}\right\} \tag{2}$$

so daß

$$U_n - E_n \equiv \sum_{\mu=1}^{n} \sum_{\nu=1}^{n} \sigma_{\mu\nu}(x_\mu - x_{\mu-1}) \, (y_\nu - y_{\nu-1}) \qquad (3)$$

stets ≥ 0 ist, und stellen die *Definition* auf:

$f(x, y)$ heißt über R im Riemannschen Sinn dann und nur dann integrierbar, wenn

$$\lim_{n \to \infty} (U_n - E_n) \equiv \lim_{n \to \infty} \sum_{\mu=1}^{n} \sum_{\nu=1}^{n} \sigma_{\mu\nu}(x_\mu - x_{\mu-1}) \, (y_\nu - y_{\nu-1}) = 0 \qquad (4)$$

ist, und nennen (4) die nach der Definition notwendige und hinreichende *Integrabilitätsbedingung*. Sie entspricht genau der in § 4 (4) angegebenen für einfache bestimmte Integrale.

Bei unserer Beschränkung auf das Rechteck R und seine Zerlegung in die $R_{\mu\nu}$ kann (4) *gleichwertig* auch in der Form geschrieben werden

$$(b - a) \, (\beta - \alpha) \lim_{n \to \infty} \sum_{\mu=1}^{n} \sum_{\nu=1}^{n} \sigma_{\mu\nu}/n^2 = 0 \quad \text{oder} \quad \sum_{\mu=1}^{n} \sum_{\nu=1}^{n} \sigma_{\mu\nu}/n^2 < \varepsilon \qquad (4')$$

für beliebig kleines ε und hinlänglich großes n. Das heißt *das arithmetische Mittel aller $\sigma_{\mu\nu}$ in den $R_{\mu\nu}$ ist beliebig klein für hinlänglich großes n. Diese notwendige und hinreichende Integrabilitätsbedingung* ist z. B. erfüllt, wenn (hinreichend aber nicht notwendig) jedes *einzelne $\sigma_{\mu\nu} < \varepsilon$*, d. h. wenn $f(x, y)$ *stetig* ist.

Ist nun

$$S_n \equiv \sum_{\mu=1}^{n} \sum_{\nu=1}^{n} f(\xi_\mu, \eta_\nu) \, (x_\mu - x_{\mu-1}) \, (y_\nu - y_{\nu-1}) \,, \qquad (5)$$

wo ξ_μ, η_ν ein *beliebiges* Wertepaar von x, y aus $R_{\mu\nu}$ ist, so ist nach (2) und (5)

$$E_n \leqq S_n \leqq U_n \,. \qquad (6)$$

Sind wie in § 4 n und m zwei beliebige positive ganze Zahlen, so zerlegen wir R einmal in n^2 kleine kongruente Rechtecke, einmal in m^2 solche, einmal in $(mn)^2$ solche. Dann kann die letzte dieser Zerlegungen sowohl aus der ersten wie aus der zweiten durch weitere Zerlegung hergestellt werden, und dann ergibt sich genau wie in § 4

$$E_n \leqq E_{nm} \leqq U_{nm} \leqq U_n \,.$$

Folglich haben die E_n eine obere Grenze E, die U_n eine untere Grenze U, es ist $E \leqq U$ und bei Integrierbarkeit von $f(x, y)$ über R $E = U$. So erhält man die *Definition des Flächenintegrals*

$$\int_R \int f(x, y) \, dx \, dy = \lim_{n \to \infty} \sum_{\mu=1}^{n} \sum_{\nu=1}^{n} f(\xi_\mu, \eta_\nu) \, (x_\mu - x_{\mu-1}) \, (y_\nu - y_{\nu-1}) \qquad (7)$$

$$= (b - a) \, (\beta - \alpha) \lim_{n \to \infty} \sum_{\mu=1}^{n} \sum_{\nu=1}^{n} f(\xi_\mu, \eta_\nu)/n^2 \,.$$

wo ξ_μ, η_ν ein *beliebiges* Wertepaar von x, y aus $R_{\mu\nu}$ oder — q. i. e. — ξ_μ, η_ν einen *beliebigen* Punkt aus $R_{\mu\nu}$ bedeutet.

Nicht identisch mit dem Begriff des Flächenintegrals ist der des *Doppelintegrals*

$$\int_a^b dx \int_\alpha^\beta f(x, y)\, dy \quad \text{oder} \quad \int_\alpha^\beta dy \int_a^b f(x, y)\, dx\,, \tag{8}$$

wo also ein y-Integral in bezug auf den „Parameter" x oder ein x-Integral in bezug auf den Parameter y nochmal integriert wird. Aber oft ist ein Flächenintegral als Doppelintegral darstellbar und kann dadurch berechnet werden.

§ 11. Gausssche Sätze über Flächenintegral und Randintegral

Wir spezialisieren zunächst für unser achsenparalleles Rechteck R und seine Zerlegung in § 10 einen Beweis von Morera[1]).

$f(x, y)$ sei in R einschließlich des Randes total stetig und besitze mit in R beschränkten bestimmten Werten die partiellen Ableitungen

$$f_1(x, y) \equiv \frac{\partial f(x,y)}{\partial x}\,, \quad f_2(x, y) \equiv \frac{\partial f(x,y)}{\partial y} \quad \text{(Voraussetzung P.).} \tag{1}$$

Nach seiner Bedeutung hat bei positivem Umlauf das Randintegral

$$\oint_R f(x, y)\, dx = \int_a^b [f(x, \alpha) - f(x, \beta)]\, dx \tag{2}$$

infolge der Stetigkeit von $f(x, y)$ einen bestimmten endlichen Wert. Nun ist bei identischer Umformung in (2)

$$[\;] \equiv [f(x, \alpha) - f(x, y_1) + f(x, y_1) - \cdots + f(x, y_{n-1}) - f(x, \beta)] \tag{3}$$

für jeden Wert von $n = 1, 2, \ldots$, so daß man auch $\lim\limits_{n \to \infty}$ voransetzen darf. Aber nach dem Mittelwertsatz der Differentialrechnung § 3 (11) ist

$$f(x, y_{\nu-1}) - f(x, y_\nu) = -f_2(x, \bar\eta_\nu)\,(y_\nu - y_{\nu-1})\,, \tag{4}$$

wo $\bar\eta_\nu$ ein *geeigneter* Wert aus $(y_{\nu-1}, y_\nu)$ ist. Also hat man nach (2), (3), (4)

$$-\oint_R f(x, y)\, dx = \int_a^b \lim_{n \to \infty} \sum_{\nu=1}^{n} f_2(x, \bar\eta_\nu)\,(y_\nu - y_{\nu-1})\, dx \tag{5}$$

mit bestimmtem endlichem Wert, weil der Integrand rechts ja nur eine Umformung von $f(x, \alpha) - f(x, \beta)$ war. Wird auch die x-Integration in (5) durch den Grenzwert der definierenden Summe ersetzt, so folgt

$$-\oint_R f(x, y)\, dx = \lim_{n \to \infty} \sum_{\mu=1}^{n} \sum_{\nu=1}^{n} f_2(\xi_\mu, \bar\eta_\nu)\,(y_\nu - y_{\nu-1})\,(x_\mu - x_{\mu-1})\,, \tag{6}$$

wo ξ_μ *beliebig* aus $(x_{\mu-1}, x_\mu)$, $\bar\eta_\nu$ aber *geeignet* aus $(y_{\nu-1}, y_\nu)$ entnommen ist und die Doppelsumme rechts einen bestimmten endlichen Grenzwert hat.

Damit begnügt sich Morera („q.e.d.") und *betrachtet offenbar* nach der rechten Seite von (6) $f_2(x, y)$ einfach als „über R integrierbar". Wir aber können uns damit *nicht* begnügen. Um so weniger, als in einer kleinen

---

[1]) G. Morera, Dimostrazione di una formula di calcolo integrale. Rivista di Mat. (G. Peano) VI. 1896—1899, S. 19.

Note über den Satz von LOOMAN-MENCHOFF[1]) versprochen wurde, die Formel von MORERA

$$- \oint_R f(x, y)\, dx = \int_R \int f_2(x, y)\, dx\, dy \tag{7}$$

zu beweisen. Und das kann folgendermaßen geschehen:

Um zunächst die Integrierbarkeit von $f_1(x, y)$ und $f_2(x, y)$ über R zu beweisen, erweitern wir die Voraussetzung P dahin, daß $f(x, y)$ in R *gleichmäßig* nach x und y partiell differenzierbar sein soll (Voraussetzung $\overline{P}$). Denn dann folgt[2]) aus $\overline{P}$ die Stetigkeit von $f_1(x, y)$ und $f_2(x, y)$ und damit ihre Integrierbarkeit über R.

Es ist noch zu beweisen, daß Formel (7) gilt, d. h. daß das Flächenintegral von $f_2(x, y)$ über R = dem Randintegral $- \oint_R f(x, y)\, dx$ ist.

Mit Vorstehendem ist bewiesen, daß gemäß der Definition des Flächenintegrals [§ 10 (7)]

$$\int_R \int f_2(x, y)\, dx\, dy = \lim_{n \to \infty} \sum_{\mu = 1}^{n} \sum_{\nu = 1}^{n} f_2(\xi_\mu, \eta_\nu)\, (x_\mu - x_{\mu-1})\, (y_\nu - y_{\nu-1}) \tag{8}$$

für *beliebige* ξ_μ, η_ν aus $R_{\mu\nu}$ ist. Folglich gilt das auch für die *speziellen* Werte $\bar{\xi}_\mu$, $\bar{\eta}_\nu$, und man hat nach (6)

$$\int_R \int f_2(x, y)\, dx\, dy = \lim_{n \to \infty} \sum_{\mu = 1}^{n} \sum_{\nu = 1}^{n} f_2(\bar{\xi}_\mu, \bar{\eta}_\nu)\, (x_\mu - x_{\mu-1})\, (y_\nu - y_{\nu-1}) \tag{9}$$

$$= - \oint_R f(x, y)\, dx\,.$$

Entsprechend wie hiermit Formel (7) wird ihre „Schwesterformel" gewonnen, und man hat das Formelpaar

$$\left. \begin{aligned} - \oint_R f(x, y)\, dx &= \int_R \int f_2(x, y)\, dx\, dy \\ \oint_R f(x, y)\, dy &= \int_R \int f_1(x, y)\, dx\, dy\,, \end{aligned} \right\} \tag{10}$$

deren jede einen Gaussschen Satz ausdrückten. Das sind aber die beiden Formeln, deren Beweis in der in Anm. 1 zitierten Note versprochen wurde und die dort den einfachen Beweis des Satzes von LOOMAN-MENCHOFF ermöglichten (vgl. jedoch hier § 22).

Folgerung aus den Formeln (10): Genügt $g(x, y)$ in R denselben Voraussetzungen wie $f(x, y)$, so gelten die Formeln (10) natürlich auch für $g(x, y)$, und man kann die beiden Formelpaare zusammenfassen in das Formelpaar

$$\left. \begin{aligned} \oint_R (f\, dx - g\, dy) &= - \int_R \int (f_2 + g_1)\, dx\, dy \\ \oint_R (g\, dx + f\, dy) &= \int_R \int (-g_2 + f_1)\, dx\, dy\,, \end{aligned} \right\} \tag{11}$$

dessen jede wieder einen Gaussschen Satz ausdrückt.

---

[1]) L. HEFFTER, Einfacher Beweis des Satzes von LOOMAN-MENCHOFF. Arch. d. Math. IV, 1953, S. 446—447. — In dieser Note ist S. 447 das Wort „Doppelintegral" korrekter durch „Flächenintegral" zu ersetzen.

[2]) Vgl. L. Heffter, C. Nr. 39.

§ 12. Komplexe Funktionen einer komplexen Veränderlichen $z \equiv x + yi$

Ist $z \equiv x + yi$, $f(z)$ eine Funktion von $z \equiv x + yi$, die in ihren reellen und imaginären Teil zerlegt sei

$$f(z) \equiv u(x, y) + iv(x, y) , \tag{1}$$

so sind u und v reelle Funktionen der beiden reellen Veränderlichen x, y, $f(z)$ heißt bei $z_0 \equiv x_0 + y_0 i$ *stetig*, wenn u und v bei der Stelle x_0, y_0 total stetig sind.

Die Funktion $f(z)$ hat in z_0 einen eindeutig bestimmten endlichen Differentialquotienten $f'(z_0)$ oder sie ist dort *eindeutig differenzierbar*, wenn

$$\lim_{z \to z_0} \frac{f(z) - f(z_0)}{z - z_0} = f'(z_0) , \tag{2}$$

d. h., wenn der Differenzenquotient links gegen einen bestimmten endlichen Grenzwert rechts konvergiert, wie auch $z \to z_0$ konvergiert. (2) ist gleichbedeutend mit

$$|f(z) - f(z_0) - (z - z_0) f'(z_0)| < \varepsilon |z - z_0|, \text{ falls } |z - z_0| < \delta , \tag{3}$$

wo ε eine beliebig, δ eine hinlänglich kleine positive Zahl ist.

Ist nun $f(z) \equiv u(x, y) + iv(x, y)$, $f'(z) \equiv \bar{u}(x, y) + i\bar{v}(x, y)$, so muß sich $f'(z_0)$ als *derselbe* Grenzwert $\bar{u}(x_0, y_0) + i\bar{v}(x_0, y_0)$ ergeben, wenn $y = y_0$ fest bleibt und $x \to x_0$, oder wenn $x = x_0$ fest bleibt und $y \to y_0$ konvergiert, d. h. $\bar{u}(x_0, y_0) + i\bar{v}(x_0, y_0)$ ist gleich jedem der beiden Ausdrücke

$$\left. \begin{aligned} &\lim_{x \to x_0} \frac{u(x, y_0) + iv(x, y_0) - u(x_0, y_0) - iv(x_0, y_0)}{x - x_0} = u_1(x_0, y_0) + iv_1(x_0, y_0) \\ &\lim_{y \to y_0} \frac{u(x_0, y) + iv(x_0, y) - u(x_0, y_0) - iv(x_0, y_0)}{i(y - y_0)} = \frac{1}{i} u_2(x_0, y_0) + v_2(x_0, y_0). \end{aligned} \right\} \tag{4}$$

Also folgt durch Gleichsetzung der reellen und der imaginären Teile

$$\left. \begin{aligned} \bar{u}(x_0, y_0) &= u_1(x_0, y_0) = v_2(x_0, y_0) \\ \bar{v}(x_0, y_0) &= v_1(x_0, y_0) = - u_2(x_0, y_0), \end{aligned} \right\} \tag{5}$$

d. h. die Funktionen $u(x, y)$ und $v(x, y)$ besitzen alle vier partiellen ersten Ableitungen, und diese erfüllen die sog. *Cauchy-Riemannschen Differentialgleichungen*

(C.R.D.) $\qquad\qquad u_1 = v_2, \quad u_2 = - v_1 . \tag{6}$

Dabei hat sich nach (4) noch ergeben

$$f'(z) = u_1 + iv_1 = v_2 - iu_2 . \tag{7}$$

Endlich läßt sich zeigen, daß u und v total differenzierbar sind. Drückt man nämlich in (3) alles durch x, y und x_0, y_0 aus und setzt dabei abkürzend $u(x, y) \equiv u$, $u(x_0, y_0) \equiv u_0$, usw., so lautet Formel (3)

$$\left. \begin{aligned} |u + vi - u_0 - v_0 i &- (x - x_0 + i(y - y_0))(u_{10} + iv_{10})| \\ &< \varepsilon |x - x_0 + i(y - y_0)| , \end{aligned} \right\} \tag{8}$$

$$\text{falls } |x + iy - x_0 - iy_0| < \delta .$$

Da nun bei einer komplexen Zahl $a + bi$, wie hier drei solche zwischen den Absolutheitsstrichen stehen

$|a|$ und $|b| \leqq |a + bi| \leqq |a| + |b|$ und $|a + bi| < \delta$, wenn $|a|$ und $|b| < \dfrac{\delta}{\sqrt{2}}$,

so folgt aus (8) und (6)

$$\left.\begin{aligned}
|u - u_0 - (x - x_0)\, u_{10} - (y - y_0)\, u_{20}| &< \varepsilon\, \{|x - x_0| + |y - y_0|\} \\
|v - v_0 - (x - x_0)\, v_{10} - (y - y_0)\, v_{20}| &< \varepsilon\, \{|x - x_0| + |y - y_0|\}
\end{aligned}\right\} \qquad (9)$$

$$\text{falls } |x - x_0| < \frac{\delta}{\sqrt{2}}\,, \quad |y - y_0| < \frac{\delta}{\sqrt{2}}\,,$$

d. h. nach § 8, (1) und (2): *u und v sind total differenzierbar.*

Umgekehrt aber folgt aus den Formeln (9) und (6) die Formel (8), also (3), in der nur ε durch $2\,\varepsilon$ ersetzt ist. Somit hat sich ergeben:

$f(z)$ hat dann und nur dann einen eindeutig bestimmten endlichen Differentialquotienten $f'(z)$ oder sie ist dann und nur dann eindeutig differenzierbar, wenn u und v total differenzierbar sind und ihre partiellen Ableitungen die Cauchy-Riemannschen Differentialgleichungen (6) erfüllen.

Besitzt die Funktion $f(z) \equiv u(x, y) + iv(x, y)$ noch die Ableitung $f''(z)$, so ist diese nach der auf $f'(z)$ angewandten Formel (7)

$$f''(z) = u_{11} + iv_{11} = v_{21} - iu_{21} = v_{12} - iu_{12} = -u_{22} - iv_{22}\,. \qquad (10)$$

Also folgt durch Gleichsetzung der reellen Teile

$$u_{11} = v_{21} = v_{12} = -u_{22}\,, \quad \text{d. h.} \quad u_{11} + u_{22} = 0\,, \qquad (11)$$

und durch Gleichsetzung der Faktoren von i

$$v_{11} = -u_{21} = -u_{12} = -v_{22}\,, \quad \text{d. h.} \quad v_{11} + v_{22} = 0\,. \qquad (12)$$

Jede der Funktionen u und v genügt also dann der sog. Laplaceschen Differentialgleichung

$$\varDelta w \equiv w_{11} + w_{22} = 0\,. \qquad (13)$$

u und v heißen deshalb auch *harmonisch* oder *Potentialfunktionen.*

§ 13. Komplexe Treppenintegrale $\int\limits_{z_0}^{z} f(z)\, dz$

Ist $z \equiv x + yi$, $f(z) \equiv u(x, y) + iv(x, y)$, C eine ganz im Bereich G und in einem ihm angehörenden achsenparallelen Rechteck R verlaufende Treppenlinie, so erklären wir das *komplexe Integral* durch die Gleichung

$$\int\limits_{z_0}^{z} f(z)\, dz \equiv \int\limits_{x_0, y_0}^{x, y} (u\, dx - v\, dy) + i \int\limits_{x_0, y_0}^{x, y} (v\, dx + u\, dy)\,, \qquad (1)$$

wo die beiden reellen Integrale nach § 9 erklärt sind. Damit ist also auch das komplexe Integral in (1) links als Grenzwert einer Summe erklärt.

Setzt man

$$\int\limits_{z_0}^{z} f(z)\, dz \equiv F(z) \equiv U(x, y) + i V(x, y)\,, \qquad (2)$$

wo U und V also die beiden reellen Integrale rechts in (1) sind, so ist nach § 12 (1) $F(z)$ dann und nur dann in G stetig, wenn U und V in G total stetig sind. Nun sind nach § 9 U und V in G total stetig, wenn u und v in G total stetig sind, d. h. wenn $f(z)$ in G stetig ist. — Ferner ist $F(z)$ nach § 12 dann und nur dann nach z differenzierbar, wenn U und V partiell nach x und y differenzierbar sind und die (C.R.D.) erfüllen

$$U_1 = V_2, \qquad U_2 = -V_1 . \tag{3}$$

Diese sind aber erfüllt, da nach § 9

$$U_1 = V_2 = u, \qquad U_2 = -V_1 = -v . \tag{4}$$

Und ebenfalls nach § 12 ist

$$F'(z) = U_1 + i V_1 = V_2 - i U_2 = u + iv = f(z) . \tag{5}$$

Weiter folgt noch aus § 9: $U(x, y)$ und $V(x, y)$, also $F(z)$ sind *eindeutig* in G, das Integral daher *unabhängig* vom Weg. Zusammenfassend hat man also das Resultat:

Wenn $f(z)$ in G stetig und differenzierbar ist, so is $F(z) \equiv \int_{z_0}^{z} f(z)\, dz$ in G stetig, eindeutig und eindeutig differenzierbar und $F'(z) = f(z)$.

Endlich ist nach § 9 und oben (3) und (4)

$$\int_{x_0,y_0}^{x,y} dU(x, y) \equiv \int_{x_0,y_0}^{x,y} (U_1 dx + U_2 dy) \tag{6}$$

$$= \int_{x_0,y_0}^{x,y} (u\, dx - v\, dy) = U(x, y) - U(x_0, y_0)$$

$$\int_{x_0,y_0}^{x,y} dV(x, y) \equiv \int_{x_0,y_0}^{x,y} (V_1 dx + V_2 dy) \tag{7}$$

$$= \int_{x_0,y_0}^{x,y} (v\, dx + u\, dy) = V(x, y) - V(x_0, y_0)$$

oder, komponiert mit $1, i$,

$$\int_{z_0}^{z} f(z)\, dz = F(z) - F(z_0) , \tag{8}$$

der „*Fundamentalsatz*" *für komplexe Treppenintegrale.*

§ 14. Potenzreihen und ihr Konvergenzkreis

Obwohl wir in § 17 als *letztes* Ziel unserer Untersuchung stets die Entwickelbarkeit einer Funktion $f(z)$ in eine *Potenzreihe* definieren werden, brauchen wir für gewisse Aussagen einige Haupteigenschaften von Potenzreihen doch schon jetzt.

Eine Reihe

$$c_0 + c_1(z - a) + c_2(z - a)^2 + \cdots \equiv \sum_{n=0}^{\infty} c_n (z - a)^n \equiv \mathfrak{P}(z - a) , \tag{1}$$

in der z, a und die c_n komplexe Zahlen sein dürfen, heißt eine (gewöhnliche) *„Potenzreihe"*. Da man durch eine Koordinatentransformation a nach 0 verlegen kann, genügt die Betrachtung von Reihen

$$\sum_{n=0}^{\infty} c_n z^n \equiv c_0 + c_1 z + c_2 z^2 + \cdots \equiv \mathfrak{P}(z) . \tag{2}$$

Für welche Werte von z *konvergiert* die Reihe (2), und zwar *absolut*? Zunächst: *Es gibt Reihen* $\mathfrak{P}(z)$, *die nur für* $z = 0$ *konvergieren*, z. B.

$$\mathfrak{P}(z) \equiv \sum_{n=0}^{\infty} n^n \cdot z^n . \tag{3}$$

Denn für ein noch so kleines $|z| > 0$ ist $\lim\limits_{n \to \infty} n^n \cdot |z|^n = + \infty$. Die absoluten Beträge der Reihenglieder bilden also *keine* Nullfolge [§ 2 (5)].

Konvergiert aber $\mathfrak{P}(z)$ *absolut für ein* z *mit dem absoluten Betrag* $|z| = \varrho$, *wo* $\varrho > 0$, *so konvergiert sie absolut für alle* z, *bei denen* $|z| \leqq \varrho$. Dies folgt unmittelbar aus § 2 (15). Die Reihe $\mathfrak{P}(z)$ *konvergiert also absolut mindestens in und auf einem Kreis* K_ϱ *um* 0 *mit dem Radius* ϱ.

Es gibt aber Reihen, bei denen ϱ beliebig groß ist, z. B.

$$\mathfrak{P}(z) \equiv 1 + \frac{z}{1} + \frac{z^2}{2!} + \cdots = e^z , \tag{4}$$

die zur *Definition* der *Exponentialfunktion* e^z benutzt werden kann. Denn für sie ist bei beliebig großem $|z| = \varrho$ der Gliederquotient [§ 2 (17)]

$$\lim_{n \to \infty} \left| \frac{c_{n+1}}{c_n} \right| \varrho = \lim \frac{n!}{(n+1)!} \varrho = \lim \frac{\varrho}{n+1} = 0 . \tag{5}$$

Solche Reihen konvergieren also absolut für alle Werte von z und heißen deshalb auch *beständig konvergent*. Solche Reihen sind auch diejenigen, durch die $\cos z$ und $\sin z$ definiert werden können:

$$\left.\begin{aligned}
\cos z &= 1 - \frac{z^2}{2!} + \frac{z^4}{4!} - \cdots \\
\sin z &= z - \frac{z^3}{3!} + \frac{z^5}{5!} - \cdots .
\end{aligned}\right\} \tag{6}$$

Ersetzt man in (4) z durch zi, so folgen nach § 2 Satz II aus den obigen Gleichungen (4) und (6) die Eulerschen Formeln:

$$e^{zi} = \cos z + i \sin z \tag{7}$$

$$\cos z = \frac{e^{zi} + e^{-zi}}{2} , \quad \sin z = \frac{e^{zi} - e^{-zi}}{2i} . \tag{8}$$

Liegt keiner der extremen Fälle wie (3) und (4) vor, so muß der absolute Betrag $|z| = \varrho$, für den Reihe (2) absolut konvergiert, eine endliche obere Grenze haben, die wir r nennen. Dann *konvergiert* die Reihe (2) *absolut* überall im Kreis K_r mit Radius r um 0, während es keinen größeren Kreis mit derselben Eigenschaft gibt.

K_r heißt der *Konvergenzkreis*, r der *Konvergenzradius* von (2). Als Beispiel diene die Reihe

$$1 + z + z^2 + \cdots = \frac{1}{1-z} \, , \tag{9}$$

die nach § 2 (16) für $|z| < 1$ absolut konvergiert, für $|z| > 1$ jedenfalls nicht absolut. Für $z = 1$ divergiert sie. Der *Konvergenzradius* ist also $= 1$, der Konvergenzkreis der Einheitskreis um den Nullpunkt.

Alle Fälle zusammenfassend kann man also sagen:

Für den Konvergenzradius r einer Potenzreihe ist stets $0 \leqq r \leqq \infty$. Der Fall $r = 0$ betrifft die uninteressanten, nur für $z = 0$ konvergenten Reihen, $r = \infty$ die beständig konvergenten Potenzreihen.

§ 15. Eindeutigkeit, Stetigkeit und Differenzierbarkeit einer Potenzreihe

Die Potenzreihe

$$\mathfrak{P}(z) \equiv \sum_{n=0}^{\infty} c_n z^n \tag{1}$$

habe einen Konvergenzradius $r > 0$, definiert also innerhalb des Konvergenzkreises K_r eine einwertige, also *eindeutige* Funktion $f(z) = \mathfrak{P}(z)$. Diese Funktion ist ferner *stetig* für jeden inneren Punkt z in K_r.

Beweis: z sei zunächst $= 0$, d. h. der Mittelpunkt von K_r, so daß $f(0) = c_0$. Es ist aber auch $\lim\limits_{z \to 0} f(z) = c_0$, wenn z auf beliebigem Weg von irgendeinem z, wo $|z| < r$, gegen 0 strebt. Denn ist S die Summe der offenbar konvergenten Reihe $\sum\limits_{n=1}^{\infty} |c_n| \, |z|^{n-1}$, so folgt

$$|f(z) - c_0| = \left| \sum_{n=1}^{\infty} c_n z^n \right| \leqq \sum_{n=1}^{\infty} |c_n| \, |z|^n = S \, |z| \, , \tag{2}$$

also

$$\lim_{z \to 0} |f(z) - c_0| = 0 \, , \tag{3}$$

d. h. $f(z)$ ist *stetig* bei $z = 0$.

Nun sei z ein *beliebiger* Wert $\neq 0$ innerhalb K_r, also $0 < |z| < r$, und h so klein, daß auch $|z| + |h| < r$, also auch $z + h$ und $|z| + |h|$ noch innerhalb K_r liegt. Dann ist

$$f(z + h) = \mathfrak{P}(z + h) \equiv c_0 + c_1(z + h) + c_2(z + h)^2 + \cdots \tag{4}$$

eine absolut konvergente Reihe. Löst man aber die einzelnen Binompotenzen auf, so entsteht die Reihe

$$c_0 + c_1 z + c_1 h + c_2 z^2 + 2c_2 zh + c_2 h^2 + \cdots \, , \tag{5}$$

von der sich zeigen läßt, daß auch sie absolut konvergiert mit der Summe $f(z + h)$. Da nämlich $|z| + |h|$ innerhalb K_r liegt, so ist

$$f(|z| + |h|) \equiv \mathfrak{P}(|z| + |h|) \equiv c_0 + c_1(|z| + |h|) + \cdots \tag{6}$$

absolut konvergent und daher

$$|c_n| \, (|z| + |h|)^n + \cdots + |c_{n+m}| \, (|z| + |h|)^{n+m} < \varepsilon \tag{7}$$

für beliebig kleines ε, hinlänglich großes n, beliebig großes m. Dies bleibt bestehen, wenn man die Binom-Potenzen auflöst und ein oder mehrere der ersten Glieder mit c_n und ein oder mehrere der letzten Glieder mit c_{n+m} fortläßt. Nun ist aber in der Reihe (5)

$$|c_n z^n| + |c_n \binom{n}{1} z^{n-1} h| + \cdots + |c_n h^n| + \cdots + |c_{n+m} z^{n+m}| + \cdots + |c_{n+m} h^{n+m}| \tag{8}$$

$$\leqq |c_n| \, (|z| + |h|)^n + \cdots + |c_{n+m}| \, (|z| + |h|)^{n+m}$$

also nach (7) $< \varepsilon$, wo wieder die zu (7) gemachte Bemerkung gilt. Das heißt die Reihe (5) ist *absolut konvergent*.

Da nun die Teilsumme von (5) bis zum letzten Glied mit c_n mit der Teilsumme von (4) bis zum letzten Glied mit c_n übereinstimmt, so ist auch die Summe von (5) gleich der Summe $f(z+h)$ von (4), d. h.

$$f(z+h) = c_0 + c_1 z + c_1 h + c_2 z^2 + 2 c_2 z h + c_2 h^2 + \cdots. \tag{9}$$

Nach dem Satz § 2, III ist aber dann

$$f(z+h) = f(z) + \frac{h}{1} f_1(z) + \frac{h^2}{2!} f_2(z) + \cdots, \tag{10}$$

wo

$$\left. \begin{aligned}
f_1(z) &\equiv \sum_{n=1}^{\infty} n c_n z^{n-1} \\
f_2(z) &\equiv \sum_{n=2}^{\infty} n(n-1) c_n z^{n-2} \\
f_\lambda(z) &\equiv \sum_{n=\lambda}^{\infty} n(n-1) \dots (n-\lambda+1) c_n z^{n-\lambda} \quad (\lambda = 1, 2, \dots),
\end{aligned} \right\} \tag{11}$$

und alle diese Reihen in K_r absolut konvergent sind. Da nun nach (3) die Potenzreihe (10) von h bei $h = 0$ *stetig* ist, so ist

$$\lim_{h \to 0} f(z+h) = f(z), \tag{12}$$

d. h. *$f(z)$ ist stetig bei jedem z in K_r.*

Aus (10) folgt weiter

$$\frac{f(z+h) - f(z)}{h} = f_1(z) + \frac{h}{2!} f_2(z) + \cdots, \tag{13}$$

also

$$\lim_{h \to 0} \frac{f(z+h) - f(z)}{h} = f'(z) = f_1(z). \tag{14}$$

Das heißt *$f(z)$ ist in K_r differenzierbar mit dem Wert $f_1(z)$*, so daß $f'(z)$ aus $f(z)$ durch *gliedweise* Differentiation entsteht und *denselben* Konvergenzkreis K_r besitzt wie $f(z)$.

Nach denselben Schlüssen ergibt sich

$$f^{(\lambda)}(z) = f_\lambda(z). \tag{15}$$

§ 16. Gleichmäßige Konvergenz der Potenzreihe

Die Potenzreihe

$$\mathfrak{P}(z) \equiv \sum_{n=0}^{\infty} c_n z^n \tag{1}$$

habe den Konvergenzradius $r > 0$, und es sei $0 < r' < r$. Dann ist für jedes z mit $|z| \leqq r'$ $\mathfrak{P}(z)$ absolut konvergent, also für beliebig kleines ε

$$|c_{n+1} z^{n+1} + \cdots + c_{n+m} z^{n+m}| \leqq |c_{n+1}| r'^{n+1} + \cdots + |c_{n+m}| r'^{n+m} < \varepsilon \tag{2}$$

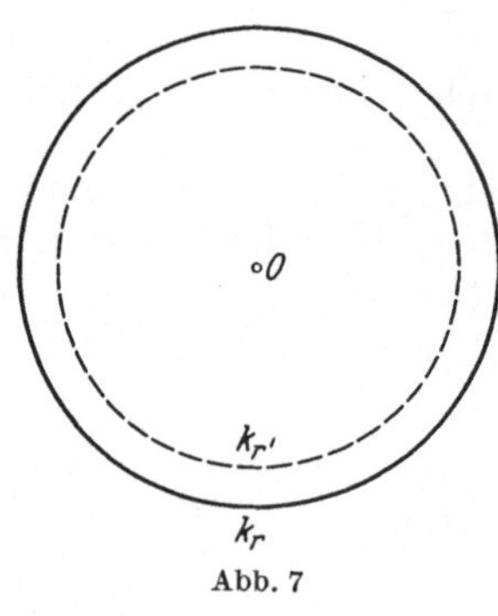

Abb. 7

für alle diese z, falls $n \geqq N$, eine nur von r' abhängige hinlänglich große Zahl, m eine beliebige positive ganze Zahl $\geqq 1$. Weil man also für *alle z*, wo $|z| \leqq r'$, *dieselbe* Zahl N nehmen kann, heißt die Reihe (1) *gleichmäßig konvergent in jedem Kreis $K_{r'}$*, der beliebig wenig kleiner als K_r und mit K_r konzentrisch ist (Abb. 7).

Eine in $K_{r'}$ gleichmäßig konvergente Reihe (1) kann also überall in $K_{r'}$ mit derselben Genauigkeit durch eine *ganze rationale Funktion* ersetzt werden.

Folgerung:

Eine Potenzreihe kann auf jedem achsenparallelen Treppenweg von endlicher Länge L, der ganz innerhalb $K_{r'}$ verläuft, gliedweise integriert werden. Denn es ist

$$\mathfrak{P}(z) = c_0 + c_1 z + \cdots + c_N z^N + R_N, \tag{3}$$

wo für hinlänglich großes N in $K_{r'}$ überall $|R_N| < \varepsilon$. Also ist nach § 13 (8)

$$\int_{z_0}^{z} \mathfrak{P}(z)\, dz \tag{4}$$

$$= c_0(z - z_0) + \frac{c_1}{2}(z^2 - z_0^2) + \cdots + \frac{c_N}{N+1}(z^{N+1} - z_0^{N+1}) + \int_{z_0}^{z} R_N\, dz$$

und

$$\left| \int_{z_0}^{z} R_N\, dz \right| \leqq |R_N| L < \varepsilon L, \tag{5}$$

womit die Behauptung bewiesen ist.

Aus der *Eindeutigkeit* von $\mathfrak{P}(z)$ innerhalb K_r folgt nach § 13 (8) noch: $\oint \mathfrak{P}(z)\, dz$, *erstreckt über eine ganz innerhalb K_r verlaufende geschlossene achsenparallele Treppenlinie, insbesondere also über ein solches Rechteck R, ist* $= 0$:

$$\oint_R \mathfrak{P}(z)\, dz = 0, \tag{6}$$

d. h. $\mathfrak{P}(z)$ *ist innerhalb K_r achsenparallel eindeutig integrierbar.*

B. Sechs verschiedene Wege zur Begründung der Funktionentheorie

I. Definition der „analytischen Funktion"

§ 17. Der historische Weg
von CAUCHY über WEIERSTRASS zurück zu CAUCHY

Wenn $z \equiv x + yi$ und G ein abgeschlossener zusammenhängender Bereich der z-Ebene ist, den wir nach § 6 als *einfach* zusammenhängend annehmen dürfen, so setzen wir $f(z) \equiv u(x, y) + iv(x, y)$ in G als *stetig* und *eindeutig* voraus. Dann hat CAUCHY, wie in Kap. II ausführlich dargestellt werden wird, 1814 bewiesen: Wenn $f(z)$ in G eine eindeutig bestimmte und stetige Ableitung $f'(z)$ besitzt, so ist $f(z)$ in der Umgebung jedes inneren Punktes a von G als gewöhnliche *Potenzreihe* von $z - a$ darstellbar.

WEIERSTRASS hat umgekehrt — und zwar zuerst in seinen Vorlesungen — die Darstellbarkeit von $f(z)$ in der Umgebung eines Punktes a als Potenzreihe von $z - a$ zum *Ausgangspunkt* gewählt und daraus alle wesentlichen Eigenschaften von $f(z)$ hergeleitet.

Später ist man zu dem von CAUCHY inaugurierten Weg zurückgekehrt, hat aber, namentlich seit 1900, immer andere und womöglich *einfachere* Voraussetzungen über $f(z)$ zugrunde gelegt, um daraus die Darstellung von $f(z)$ als Potenzreihe zu gewinnen.

Aus beiden Wegen, dem von CAUCHY und dem von WEIERSTRASS, schöpfen wir die *Definition: Die in dem einfach zusammenhängenden Bereich G eindeutige und stetige Funktion $f(z)$ heißt eine in G „analytische Funktion", wenn sie in der Umgebung jedes inneren Punktes a von G als gewöhnliche Potenzreihe $\mathfrak{P}(z - a)$ darstellbar ist.* Eine analytische Funktion besitzt also nach dieser Definition stets einen *analytischen Ausdruck*.

Unsere Aufgabe in den folgenden Kap. II—VII ist der Nachweis, daß $f(z)$ bei der jeweils neben der Eindeutigkeit und Stetigkeit benutzten Voraussetzung analytisch ist. Und diese weitere Voraussetzung besteht immer in einer zahlenmäßigen Verknüpfung des Wertes von $f(z)$ in jedem inneren Punkt a von G mit den Funktionswerten in seiner Umgebung. Bei den älteren Wegen (Kap. II) ist dies die Existenz einer eindeutig bestimmten Ableitung $f'(z)$, d. h. die *eindeutige Differenzierbarkeit* von $f(z)$.

II. Die Wege von CAUCHY 1814 und GOURSAT 1900

§ 18. Der (alte) Cauchysche Integralsatz

Wenn $f(z) \equiv u(x, y) + iv(x, y)$ im Bereich G eindeutig, stetig und überall eindeutig differenzierbar und auch $f'(z)$ stetig ist, so ist für jedes achsenparallele Rechteck $R \equiv [(a, \alpha)(b, \beta)]$ mit den diagonalen Ecken a, α und b, β (Abb. 8), das mit Fläche und Peripherie ganz dem Bereich G

angehört, das geschlossene, etwa im positiven Sinn erstreckte Integral

$$\oint_R f(z)\, dz \equiv \oint_R (u\, dx - v\, dy) + i \oint_R (v\, dx + u\, dy) = 0\, . \qquad (1)$$

Beweis[1]): Die beiden reellen Integrale in (1), die also nach der Behauptung $= 0$ sein sollen, enthalten nur reelle Integrationen über x-Intervalle bei konstantem y und über y-Intervalle bei konstantem x. Da aber u und v nach Voraussetzung und § 12 den (C.R.D.) genügen und u_1, u_2, v_1, v_2 total stetig sind, ist nur zu zeigen, daß ein Integral

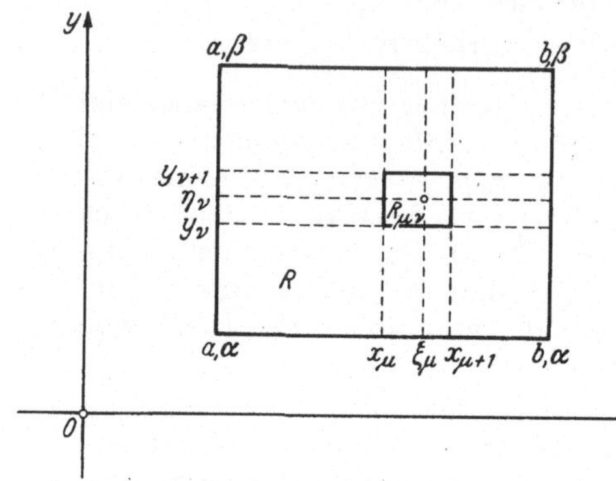

Abb. 8

$$\oint_R [f(x, y)\, dx + g(x, y)\, dy] = 0 \qquad (2)$$

ist, wenn f_2, g_1 existieren, total stetig sind und

$$(\boldsymbol{D}) \qquad\qquad f_2 = g_1 \qquad\qquad (3)$$

ist. Denn für $f = u$, $g = -v$, bzw. $f = v$, $g = u$ wird (2) mit dem ersten, bzw. zweiten Integral in (1) identisch, und nach den (C.R.D.) ist beidemal $f_2 = g_1$. Wir führen den Beweis nach einer *Doppelsummenmethode*, die bei einem solchen Integralsatz fast immer anwendbar ist, gleichviel, ob man von der Doppelsumme zu einem Flächenintegral übergeht oder nicht.

Wir teilen die Seiten (a, b) und (α, β) von R in n gleiche Teile durch die Teilpunkte x_1, x_2, ..., x_{n-1}, bzw. y_1, y_2, ..., y_{n-1}, legen durch diese Parallele zu den Achsen und zerschneiden so R in n^2 kongruente Rechtecke (Abb. 8)

$$R_{\mu\nu} \equiv [(x_\mu, y_\nu)(x_{\mu+1}, y_{\nu+1})]\, . \qquad (4)$$

Dann bilden wir die Doppelsumme

$$S_n \equiv \sum_{\mu\nu} S_{\mu\nu} \equiv \sum_{\mu\nu} [f(\xi_\mu, y_\nu) - f(\xi_\mu, y_{\nu+1})](x_{\mu+1} - x_\mu) \qquad (5)$$

$$+ \sum_{\mu\nu} [g(x_{\mu+1}, \eta_\nu) - g(x_\mu, \eta_\nu)](y_{\nu+1} - y_\nu)\, ,$$

wo ξ_μ unabhängig von ν ein beliebiger Wert aus $(x_\mu, x_{\mu+1})$, η_ν unabhängig von μ ein beliebiger Wert aus $(y_\nu, y_{\nu+1})$ ist. Summiert man nun *einerseits* in der ersten Summe von (5) rechts bei festem μ über alle Werte von ν, in der zweiten bei festem ν über alle Werte von μ, so heben sich alle über die inneren Teilstrecken gebildeten Glieder von $\sum S_{\mu\nu}$ fort, und es bleibt

$$S_n \equiv \sum_{\mu\nu} S_{\mu\nu} = \sum_\mu [f(\xi_\mu, \alpha) - f(\xi_\mu, \beta)](x_{\mu+1} - x_\mu) \qquad (6)$$

$$+ \sum_\nu [g(b, \eta_\nu) - g(a, \eta_\nu)](y_{\nu+1} - y_\nu)\, .$$

---

[1]) L. HEFFTER, Gött. Nachr. 1902 II § 4.

Bei dem nun zu vollziehenden Grenzübergang $n \to \infty$ ist zu beachten, daß in S_n $x_{\mu+1} - x_\mu$ und $y_{\nu+1} - y_\nu$ stets > 0 sind, während in dem Randintegral (2) $\oint\limits_R$ für $y = \alpha \, dx > 0$, für $y = \beta \, dx < 0$, entsprechend für $x = a \, dy < 0$, für $x = b \, dy > 0$ ist. Also ist *einerseits*

$$\lim_{n \to \infty} S_n = \oint\limits_R (f \, dx + g \, dy) \, . \tag{7}$$

Andererseits ist in (5) nach dem Mittelwertsatz der Differentialrechnung [§ 3 (11)]

$$\left. \begin{aligned} f(\xi_\mu, y_{\nu+1}) - f(\xi_\mu, y_\nu) &= f_2(\xi_\mu, \eta_{\mu\nu}) \, (y_{\nu+1} - y_\nu) \\ g(x_{\mu+1}, \eta_\nu) - g(x_\mu, \eta_\nu) &= g_1(\xi_{\mu\nu}, \eta_\nu) \, (x_{\mu+1} - x_\mu) \, , \end{aligned} \right\} \tag{8}$$

wo die $\xi_{\mu\nu}$ dem Intervall $(x_\mu, x_{\mu+1})$, die $\eta_{\mu\nu}$ dem Intervall $(y_\nu, y_{\nu+1})$ angehören. Alle in (5) auftretenden Wertepaare von x, y gehören also dann dem Rechteck $R_{\mu\nu}$ an, und daher ist nach § 10 wegen der Stetigkeit von f_2 und g_1

$$\lim_{n \to \infty} S_n = \iint\limits_R [-f_2(x, y) + g_1(x, y)] \, dx \, dy \tag{9}$$

und nach (7) und (9)

$$\oint\limits_R (f \, dx + g \, dy) = \iint\limits_R (-f_2 + g_1) \, dx \, dy \, , \tag{10}$$

ein *allgemeiner Integralsalz* vom Gaußschen *Typus*.

Nach der Voraussetzung $f_2 = g_1$ ist aber hier *speziell* das Flächenintegral, also nach (10) auch das Randintegral $= 0$, d. h.

$$\oint\limits_R [f(x, y) \, dx + g(x, y) \, dy] = 0 \, , \text{ w.z.b.w.} \tag{11}$$

Gilt nun (11) für jedes achsenparallele Rechteck R in G, so gilt die Formel auch für die aus einer oder mehreren achsenparallelen, einfach geschlossenen *Treppenlinien*, die einander nicht schneiden, bestehende vollständige Begrenzung eines Teiles von G. Ein solcher Teil von G kann nämlich (Abb. 9) in lauter achsenparallele Rechtecke zerschnitten werden, für deren jedes (11) gilt. Also ist auch die Summe aller dieser positiv erstreckten Rechtecks-Integrale $= 0$. In dieser Summe heben sich aber die Integrale über alle inneren Seiten fort, weil jede dieser Integrationen einmal in dem einen, einmal in dem entgegengesetzten Sinn erfolgt. Also bleiben mit dem Gesamtwert Null nur die Integrale über die begrenzenden Treppenlinien übrig. Dabei erfolgt die Integration über die alle anderen umschließende Treppenlinie im *positiven*

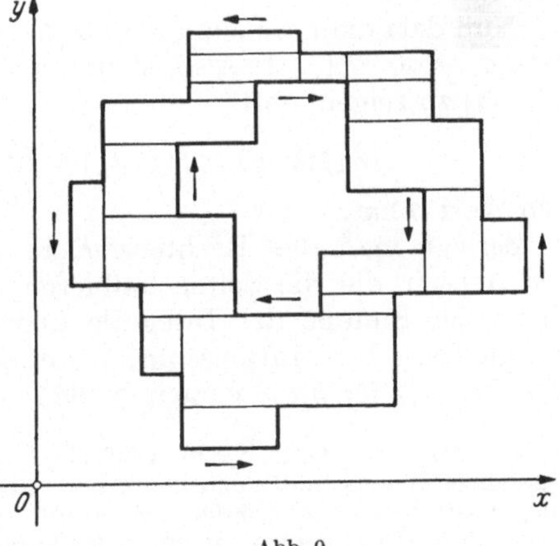

Abb. 9

Sinn, die Integrationen über alle von jener umschlossenen Treppenlinien aber im *negativen* Sinn. — Vor allem steht also auch fest: *Gilt für jedes achsenparallele Rechteck R in G Gleichung* (11), *so ist das für eine beliebige achsenparallele Treppenlinie C von* x_0, y_0 *nach* x, y *in G erstreckte Treppenintegral*

$$\oint_{x_0,\,y_0}^{x,\,y} [f(x,\,y)\,dx + g(x,\,y)\,dy] \tag{12}$$

unabhängig vom Integrationsweg C.

§ 19. Der Goursatsche Integralsatz

Er unterscheidet sich von dem Cauchyschen, zu Anfang des vorigen Paragraphen formulierten nur dadurch, daß die Stetigkeit von $f'(z)$ und infolgedessen beim Beweis der dortigen Formel (2) die Stetigkeit von f_2 und g_1 *nicht mehr* vorausgesetzt wird. Dieser *Beweis* muß aber deshalb in völlig anderer Weise geführt werden[1]).

Es ist zu zeigen, daß

$$\oint_R [f(x,\,y)\,dx + g(x,\,y)\,dy] \tag{1}$$

$$= \int_a^b [f(x,\,\alpha) - f(x,\,\beta)]\,dx - \int_\alpha^\beta [g(a,\,y) - g(b,\,y)]\,dy$$

oder unter Anwendung des Mittelwertsatzes der Integralrechnung [§ 4 (12)] auf die Differenzen $f(x,\,\alpha) - f(x,\,\beta)$ und $g(a,\,y) - g(b,\,y)$, daß

$$[f(\xi,\,\alpha) - f(\xi,\,\beta)]\,(b - a) - [g(a,\,\eta) - g(b,\,\eta)]\,(\beta - a)\,, \tag{2}$$

wo ξ ein gewisser Wert aus $(a,\,b)$, η ein gewisser Wert aus $(\alpha,\,\beta)$ ist, den Wert 0 hat.

Nun darf man annehmen, daß $\beta - \alpha \geqq b - a$, also $b - a = \lambda(\beta - \alpha)$ setzen, wo $0 < \lambda \leqq 1$. Also ist unter Weglassung des endlichen Faktors $(\beta - \alpha)$ zu zeigen, daß

$$|\lambda[f(\xi,\,\beta) - f(\xi,\,\alpha)] - [g(b,\,\eta) - g(a,\,\eta)]| \equiv d \tag{3}$$

den Wert 0 hat.

Zerlegt man das Rechteck R in vier kleinere durch Parallele zu den Achsen, die die Seiten halbieren, so muß, da das Integral über R gleich der Summe der Integrale über die vier kleinen Rechtecke ist (bei gleichem Integrationssinn), bei mindestens einem von ihnen, das wir $R_1 \equiv [(a_1,\alpha_1)\,(b_1,\beta_1)]$ nennen wollen, das Integral absolut genommen

---

[1]) L. Heffter, Gött. Nachr. 1902 II § 5 und 1903 II. — Dieser für ein *Rechteck R* geführte Beweis muß auch heute noch als der *einfachste* für den Goursatschen Integralsatz bezeichnet werden. Denn seine spätere Übertragung auf ein beliebiges *Dreieck* durch Pringsheim hat ihn weder kürzer noch gedanklich einfacher gemacht. Ja, dieser Beweis ist sogar um eine Kleinigkeit weniger einfach als der unsere, weil er nicht wie wir nur einfache reelle Integrale über ein x- oder ein y-Intervall benutzt, sondern auch solche über eine gegen die Koordinatenachsen *geneigte* Gerade. (Vgl. auch Abschnitt C, Nr. 20.)

$\geqq \dfrac{d}{4}(\beta - \alpha)$ sein, also, da $\beta_1 - \alpha_1 = \dfrac{\beta - \alpha}{2}$, und wenn wieder der Mittelwertsatz der Integralrechnung angewendet wird,

$$|\lambda[f(\xi_1, \beta_1) - f(\xi_1, \alpha_1)] - [g(b_1, \eta_1) - g(a_1, \eta_1)]| \geqq \dfrac{d}{2}, \qquad (4_1)$$

wo ξ_1, η_1 gewisse Werte im Intervall (a_1, b_1), bzw. (α_1, β_1) sind. Wiederholt man diesen Schluß n-mal, so ist also

$$|\lambda[f(\xi_n, \beta_n) - f(\xi_n, \alpha_n)] - [g(b_n, \eta_n) - g(a_n, \eta_n)]| \geqq \dfrac{d}{2^n}. \qquad (4_n)$$

Da nun von den Rechtecken $R, R_1, \ldots$ jedes ganz im vorhergehenden liegt und die Seiten der Rechtecke $\to 0$ konvergieren, so schränkt diese Serie von Rechtecken einen bestimmten Punkt x_0, y_0 ein, der im Innern oder auf dem Rand von R liegt. Diesem kommt in bezug auf eine beliebig kleine positive Zahl ε nach den Voraussetzungen und § 8 (2) eine bestimmte hinlänglich kleine Umgebung $|x - x_0| < \delta$, $|y - y_0| < \delta$ zu, so daß

$$\left.\begin{aligned}
&|f(x, y) - f(x_0, y_0) - f_1(x_0, y_0)(x - x_0) - f_2(x_0, y_0)(y - y_0)| \\
&\hspace{4cm} < \varepsilon\{|x - x_0| + |y - y_0|\} \\
&|g(x, y) - g(x_0, y_0) - g_1(x_0, y_0)(x - x_0) - g_2(x_0, y_0)(y - y_0)| \\
&\hspace{4cm} < \varepsilon\{|x - x_0| + |y - y_0|\} \\
&\text{für } |x - x_0| < \delta, \ |y - y_0| < \delta.
\end{aligned}\right\} \qquad (5)$$

Liegt der Punkt x_0, y_0 auf dem Rande von R, so verstehen wir unter seiner Umgebung nur den Teil des soeben abgegrenzten Bereiches, der noch dem Rechteck R angehört.

Bei hinlänglich großem n liegt das Rechteck $R_n \equiv [(a_n, \alpha_n)(b_n, \beta_n)]$ dann in jedem Falle in der Umgebung des Punktes x_0, y_0. Also ist nach (5)

$$\left.\begin{aligned}
&|f(\xi_n, \beta_n) - f(x_0, y_0) - f_1(x_0, y_0)(\xi_n - x_0) - f_2(x_0, y_0)(\beta_n - y_0)| \\
&\hspace{3cm} < \varepsilon\{|\xi_n - x_0| + |\beta_n - y_0|\} \\
&|f(\xi_n, \alpha_n) - f(x_0, y_0) - f_1(x_0, y_0)(\xi_n - x_0) - f_2(x_0, y_0)(\alpha_n - y_0)| \\
&\hspace{3cm} < \varepsilon\{|\xi_n - x_0| + |\alpha_n - y_0|\},
\end{aligned}\right\} \qquad (6)$$

also weiter, da $|\xi_n - x_0|$, $|\beta_n - y_0|$, $|\alpha_n - y_0| < (\beta_n - \alpha_n)$ sind,

$$|f(\xi_n, \beta_n) - f(\xi_n, \alpha_n) - f_2(x_0, y_0)(\beta_n - \alpha_n)| < 4\varepsilon(\beta_n - \alpha_n). \qquad (7)$$

Ebenso ergibt sich mit Rücksicht auf $\beta - \alpha \geqq b - a$

$$|g(b_n, \eta_n) - g(a_n, \eta_n) - g_1(x_0, y_0)(b_n - a_n)| < 4\varepsilon(\beta_n - \alpha_n). \qquad (8)$$

Nach Multiplikation von (7) mit λ folgt endlich aus (7) und (8) unter Berücksichtigung von $f_2 = g_1$ und $b - a = \lambda(\beta - \alpha)$

$$|\lambda[f(\xi_n, \beta_n) - f(\xi_n, \alpha_n)] - [g(b_n, \eta_n) - g(a_n, \eta_n)]| \qquad (9)$$
$$< 4\varepsilon(\lambda + 1)(\beta_n - \alpha_n).$$

Da aber

$$4\varepsilon(\lambda + 1)(\beta_n - \alpha_n) \leqq \dfrac{8\,\varepsilon(\beta - \alpha)}{2^n}, \qquad (10)$$

so liefern (9), (10) und (4_n) das Ergebnis

$$d < 8\varepsilon(\beta - \alpha)\,, \tag{11}$$

d. h. $d = 0$.

Natürlich gelten auch hier die im vorigen Paragraphen an die dortige Formel (11) unter Hinweis auf Abb. 9 angeschlossenen Folgerungen, bei denen ja die Stetigkeit von f_2 und g_1 keine Rolle spielte.

§ 20. Die Cauchysche Integralformel für $f(z)$

Ist z irgendein innerer Wert des Bereiches G und bezeichnet man deshalb die Integrationsvariable jetzt mit t statt mit z, so gilt die bei CAUCHY wie bei GOURSAT vorausgesetzte eindeutige Differenzierbarkeit von $f(t)$ in jedem Teilbereich von G, der den Punkt z *nicht* enthält, auch für die Funktion $f(t)/(t - z)$. Umgibt man also (Abb. 10) z als Mittelpunkt mit einem kleinen Quadrat Q von der Seitenlänge $2\,k$, und ist T eine einfach geschlossene Treppenlinie, die ganz im Bereich G verläuft und einen Teil von G, dem z und Q angehören, begrenzt, so folgt aus dem Integralsatz am Schluß von § 18

$$\oint_T \frac{f(t)\,dt}{t - z} - \oint_Q \frac{f(t)\,dt}{t - z} - 0\,, \tag{1}$$

wobei beide Integrationen nach § 18 in demselben Sinn, etwa dem positiven des Koordinatensystems, zu erstrecken sind. Das zweite und

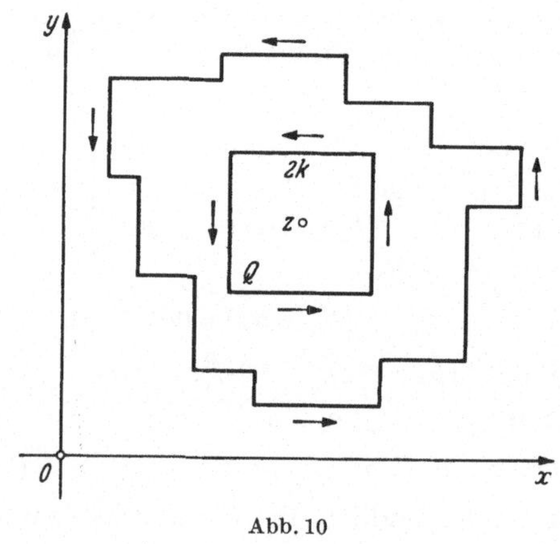

Abb. 10

damit das erste Integral soll berechnet werden. Da es aber für jedes achsenparallele Rechteck R', das z *nicht* enthält, $= 0$ ist, so kann Q, d. h. k, ohne Wertänderung des Integrals beliebig klein gewählt werden durch Abschneiden solcher R'. Wenn also noch gezeigt wird, daß für $k \to 0$ das über Q erstreckte Integral sich einem bestimmten endlichen Grenzwert nähert, so ist dieser der Wert des ersten Integrals.

Wegen der Stetigkeit von $f(t)$ ist

$$f(t) = f(z) + \delta(t)\,, \tag{2}$$

wo $|\delta(t)| < \delta$, beliebig klein für hinlänglich kleines k. Also ist nach (1) und (2)

$$\oint_T \frac{f(t)\,dt}{t - z} = f(z) \oint_Q \frac{dt}{t - z} + \oint_Q \frac{\delta(t)\,dt}{t - z}\,. \tag{3}$$

Zur Berechnung von $\oint\limits_{Q} \dfrac{dt}{t-z}$ darf man $k=1$ und, was durch Koordinatentransformation erreichbar ist, $z=0$ annehmen. Dann ist

$$\oint\limits_{Q} \frac{dt}{t} = \oint\limits_{Q} \frac{dx+idy}{x+yi} = \oint\limits_{Q} \frac{x\,dx+y\,dy}{x^2+y^2} + i\oint\limits_{Q} \frac{x\,dy-y\,dx}{x^2+y^2} . \tag{4}$$

Ganz einfache Rechnung ergibt, daß das erste Integral rechts $= 0$, das mit i multiplizierte $= 2\pi i$ ist. Also ist

$$\oint\limits_{Q} \frac{dt}{t-z} = 2\pi i . \tag{5}$$

Ferner ist

$$\left| \oint\limits_{Q} \frac{\delta(t)\,dt}{t-z} \right| \leqq \oint\limits_{Q} \frac{|\delta(t)|\,|dt|}{|t-z|} \leqq \frac{\delta}{k} \oint\limits_{Q} |dt| = \frac{\delta}{k}\,8\,k = 8\,\delta , \tag{6}$$

im Grenzfall für $k \to 0$ also $= 0$. Aus (3) bis (6) folgt die sog. Cauchysche *Integralformel*

$$f(z) = \frac{1}{2\pi i} \cdot \oint\limits_{Q} \frac{f(t)\,dt}{t-z} \tag{7}$$

für jede *achsenparallele, z umschließende und einen Teil von G vollständig begrenzende Treppenlinie T*. Sie stellt einen „*analytischen Ausdruck*" für die stetige und eindeutig differenzierbare Funktion $f(z)$ dar. Denn sie liefert den Wert von $f(z)$ für alle z innerhalb T, sobald die Werte von $f(z)$ auf der Peripherie T bekannt sind.

§ 21. Potenzreihendarstellung von $f(z)$

Nun sei (Abb. 11) $z=a$ ein beliebiger innerer Wert von G und T eine ihn umgebende geschlossene Treppenlinie, die ganz innerhalb G verläuft und einen Teil von G vollständig begrenzt, z. B. ein achsenparalleles Quadrat Q mit dem Mittelpunkt a und der Seitenlänge $2q$. Wird dann z beschränkt auf einen Kreis K um a mit Radius r, der ganz innerhalb von Q liegt, so daß $r < q$, so ist für alle Punkte z, für die $|z-a| \leqq r$, und für alle Punkte t auf der Peripherie von Q $|t-a| \geqq q$, also für alle jene z und diese t

$$\frac{z-a}{t-a} \leqq \frac{r}{q} < 1 . \tag{1}$$

Nach § 20 (7) ist dann

$$f(z) = \frac{1}{2\pi i} \oint\limits_{Q} \frac{f(t)\,dt}{t-z} = \frac{1}{2\pi i} \oint\limits_{Q} \frac{f(t)\,dt}{(t-a)\left(1-\dfrac{z-a}{t-a}\right)} \tag{2}$$

$$= \frac{1}{2\pi i} \oint\limits_{Q} \frac{f(t)\,dt}{t-a} \left[1 + \frac{z-a}{t-a} + \left(\frac{z-a}{t-a}\right)^2 + \cdots \right] ,$$

wo nach (1) die Potenzreihe [ ] von $\dfrac{z-a}{t-a}$ für alle bei der Integration auftretenden t und für alle z innerhalb und auf K *gleichmäßig konvergiert*. Integriert man also [ ] gliedweise bis zur n-ten Potenz von $(z-a)/(t-a)$,

so ist der absolute Betrag des noch zu integrierenden Restes der Re
in [ ] kleiner als ein beliebig kleines positives ε bei *demselben n*
alle z und *t*. Hat ferner für alle *t* auf der Peripherie von Q die stetige Fu
tion $|f(t)|$ den Maximalwert F, so ist für das Integral des Reihenres

$$\left| \frac{1}{2\pi i} \oint_Q \frac{f(t)\,dt}{t-a} \left[\left(\frac{z-a}{t-a} \right)^{n+1} + \cdots \right] \right|$$

$$< \frac{\varepsilon}{2\pi} \frac{F}{q} \oint_Q |dt| = \frac{\varepsilon}{2\pi} \frac{F}{q} \cdot 8q = \frac{4F}{\pi} \cdot \varepsilon \,,$$

d. h. beliebig klein. Die Reihe kann also gliedweise integriert werd
(§ 16), und man erhält die in K konvergente Reihe

$$f(z) = c_0 + c_1(z-a) + c_2(z-a)^2 + \cdots \equiv \mathfrak{P}(z-a) \,,$$

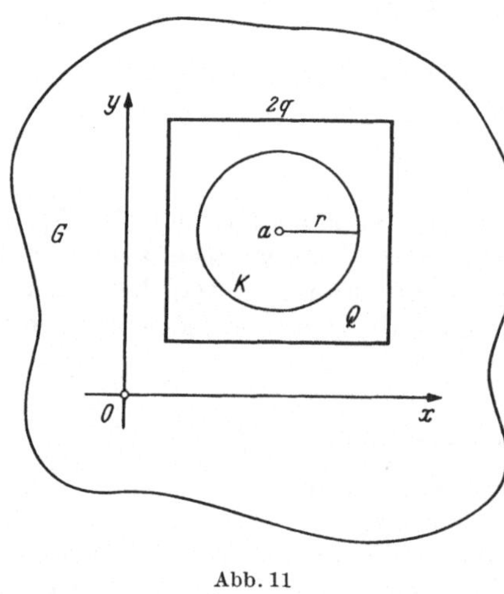

Abb. 11

wobei

$$c_n = \frac{1}{2\pi i} \oint_Q \frac{f(t)\,dt}{(t-a)^{n+1}} \cdot$$

$f(z)$ ist also eine *analytis*
Funktion von z in G.

Durch *diesen* analytisch
Ausdruck (4) und (5) wird
Wert von $f(z)$ in dem ganz
Konvergenzkreis von $\mathfrak{P}(z -$
gegeben, sobald die Werte c
unendlich vielen Koeffizient
c_k oder, w.d.i., die Werte v
$f(z)$ und ihren unendlich viel
Ableitungen für $z=a$ gegeb
sind.

Aus dem analytischen A
druck von $f(z)$ durch c
Cauchysche   Integralform

[§ 20 (7)] folgt also der analytische Ausdruck von $f(z)$ durch ei
Potenzreihe.

Da nun eine Potenzreihe nach § 15 stets differenzierbar ist, hab
wir das

**Erste Hauptergebnis (Cauchy-Goursat): Damit eine im Bereich
eindeutige und stetige Funktion $f(z)$ analytisch sei, ist hinreichend u
notwendig, daß sie überall in G eindeutig differenzierbar ist.**

III. Der Weg von Looman-Menchoff 1933

§ 22. Der Satz von Looman-Menchoff und seine Geschichte

Seit dem Erscheinen des Goursatschen Satzes 1900 trat immer mehr d
Wunsch hervor, den analytischen Charakter von $f(z) \equiv u(x, y) + iv(x,$
mit noch geringeren Voraussetzungen als Goursat zu beweisen. $
erregte 1923 berechtigtes Aufsehen eine Abhandlung von Looman

---

[1]) Vgl. C. No. 29.

die nur die *partielle* Differenzierbarkeit von u und v nach x und y und die (C.R.D.) $u_1 = v_2$, $u_2 = - v_1$ zwischen u_1, u_2, v_1, v_2, also erheblich weniger als GOURSAT voraussetzte. RIDDER machte 1929 darauf aufmerksam, daß der Loomansche Beweis bei an sich richtiger Methode eine Lücke enthielt, die später von MENCHOFF ausgefüllt wurde. So entstand der Satz von LOOMAN-MENCHOFF, der zuerst in dem Werk von ST. SAKS, Théorie de l'intégrale, Warschau 1933, veröffentlicht wurde und lautet: *Wenn die in einem offenen Gebiet G stetigen Funktionen $u(x,y)$ und $v(x,y)$ überall in G, abgesehen höchstens von einer abzählbaren Menge von Punkten, endliche partielle Differentialquotienten u_1, u_2, v_1, v_2 besitzen und diese überall in G, abgesehen höchstens von einer Punktmenge des Maßes Null*[1]*), den Gleichungen $u_1 = v_2$, $u_2 = - v_1$ genügen, so ist $f(z) \equiv u(x, y) + iv(x, y)$ analytisch in G.*

Schon der Wortlaut des Satzes zeigt und der bei SAKS veröffentlichte, nicht einfache Beweis bestätigt, daß hier mit modernsten Begriffen der Analysis gearbeitet wird. Der Beweis ist deshalb für unsere Darstellung, die sich stets nur auf möglichst *elementare* Begriffe beschränken will, ungeeignet. MENCHOFF selbst hat später den Wunsch geäußert, daß ein einfacherer Beweis gefunden werden möchte, was jedoch bisher noch nicht möglichst vollkommen gelungen zu sein scheint[2]).

Wir sind aber imstande, im nächsten Paragraphen unter Beschränkung auf ein achsenparalleles Rechteck, in dem *überall* die Loomanschen Voraussetzungen erfüllt sind mit der *Verschärfung* $\overline{P}$, zu beweisen, daß u und v *gleichmäßig* partiell differenzierbar sind. Das ist dann freilich nur noch ein *spezialisierter* Satz von LOOMAN-MENCHOFF. Ja noch mehr: Aus $\overline{P}$ folgt die *Stetigkeit* von u_1, u_2, v_1, v_2 und umgekehrt (vgl. C. 39). Damit haben sich unsere jetzigen Voraussetzungen als mit denen des alten Cauchyschen Integralsatzes *identisch* herausgestellt. Diesem *Resultat* nach könnten wir also auf § 23 verzichten. Wir wollen ihn aber beibehalten, weil ja sein Beweis von dem in § 18 und 19 geführten total verschieden ist.

§ 23. Beweis eines spezialisierten Satzes von LOOMAN-MENCHOFF 1954[3])

Wenn $f(z) \equiv u(x, y) + iv(x, y)$ überall in dem achsenparallelen Rechteck $R \equiv [a, \alpha)\,(b, \beta)]$ den Voraussetzungen genügt:

1. $f(z)$ ist *eindeutig* und *stetig*, also u und v sind *total* stetig,
2. Voraussetzung $\overline{P}$: Die *partiellen Ableitungen*

$$u_1 \equiv \frac{\partial u}{\partial x}, \quad u_2 \equiv \frac{\partial u}{\partial y}, \quad v_1 \equiv \frac{\partial v}{\partial x}, \quad v_2 \equiv \frac{\partial v}{\partial y} \tag{1}$$

existieren überall in R mit endlichen bestimmten und beschränkten Werten und u und v sind gleichmäßig partiell differenzierbar.

3. u und v genügen *überall* in R den *Gleichungen* (C.R.D.)

$$u_1 = v_2, \quad u_2 = - v_1, \tag{2}$$

dann ist $f(z)$ eine analytische Funktion in R.

---

[1]) Ein Begriff, von dem wir keinen weiteren Gebrauch machen.
[2]) Vgl. C. No. 38.
[3]) L. HEFFTER, C. No. 40.

Beweis: Nach den Voraussetzungen 1. und 2. erfüllen u und v die Voraussetzungen, die in § 11 für $f(x, y)$ und $g(x, y)$ gemacht wurden. Also ist nach den dortigen Formeln (11) für $f = u$, $g = v$, bzw. $f = v$, $g = -u$

$$\oint_R (u\,dx - v\,dy) = -\iint_R [u_2(x, y) + v_1(x, y)]\,dx\,dy \qquad (3)$$

$$\oint_R (v\,dx + u\,dy) = \iint_R [-v_2(x, y) + u_1(x, y)]\,dx\,dy\,. \qquad (4)$$

Nach 3. sind hier die Flächenintegrale und folglich auch die Randintegrale gleich 0. Also ist zunächst

$$\oint_R f(z)\,dz = \oint_R (u\,dx - v\,dy) + i \oint_R (v\,dx + u\,dy) = 0\,, \qquad (5)$$

d. h. $f(z)$ ist achsenparallel eindeutig integrierbar, wie beim Cauchyschen und Goursatschen Integralsatz § 18 und 19. Um aber zur Cauchyschen *Integralformel* und durch sie zur Reihendarstellung von $f(z)$ zu gelangen, brauchen wir noch den Hilfssatz: *Wenn $f(z)$ und $h(z)$ die Voraussetzungen 1., 2., 3. erfüllen, so gilt das auch von $f(z)\,h(z)$.*
Ist nämlich

$$f(z) \equiv u + iv, \quad h(z) \equiv \varphi + i\psi\,, \qquad (6)$$

wo sowohl u und v wie φ und ψ die Bedingungen 1., 2., 3. erfüllen, so ist

$$f(z)\,h(z) = (u + iv)\,(\varphi + i\psi) = U + iV\,, \qquad (7)$$

so daß

$$U = u\,\varphi - v\,\psi, \quad V = v\,\varphi + u\,\psi\,. \qquad (8)$$

Also existieren

$$\begin{aligned} U_1 &= u\,\varphi_1 + u_1\,\varphi - v\,\psi_1 - v_1\,\psi, & U_2 &= u\,\varphi_2 + u_2\,\varphi - v\,\psi_2 - v_2\,\psi, \\ V_1 &= v\,\varphi_1 + v_1\,\varphi + u\,\psi_1 + u_1\,\psi, & V_2 &= v\,\varphi_2 + v_2\,\varphi + u\,\psi_2 + u_2\,\psi, \end{aligned} \qquad (9)$$

und es ist nach der Voraussetzung über $f(z)$ und $h(z)$

$$U_1 - V_2 = 0, \quad U_2 + V_1 = 0\,, \qquad (10)$$

womit der Hilfssatz bewiesen ist. Folglich gilt wie (5) auch die Gleichung

$$\oint_R f(z)\,h(z)\,dz = 0\,. \qquad (11)$$

Nun sei z ein beliebiger innerer Punkt von R, weshalb wir die Integrationsvariable jetzt t statt z nennen. Dann umgibt man wie in § 20, Abb. 10, z mit einem kleinen Quadrat Q, dieses mit einer geschlossenen Treppenlinie T und bezeichnet mit R' jedes achsenparallele Rechteck, das mit seiner ganzen Fläche zwischen Q und T liegt. Wählt man dann $h(t) \equiv 1/(t - z)$, so ist für R' (statt R) (11) anwendbar, d. h. es ist

$$\oint_{R'} \frac{f(t)\,dt}{t - z} = 0 \qquad (12)$$

und folglich

$$\oint_T \frac{f(t)\,dt}{t - z} = \oint_Q \frac{f(t)\,dt}{t - z}\,. \qquad (13)$$

Daraus folgt wie in § 20 die Cauchysche Integralformel und aus ihr wie in § 21 die Reihendarstellung für $f(z)$.

Damit haben wir das

Zweite Hauptergebnis (spezialisierter Satz von Looman-Menchoff 1954): Damit die im Bereich G eindeutige und stetige Funktion $f(z) \equiv u(x, y) + iv(x, y)$ analytisch sei, ist hinreichend und notwendig, daß u und v in jedem achsenparallelen Rechteck R in G partiell gleichmäßig differenzierbar sind und die in R beschränkten partiellen Differentialquotienten den (C.R.D.) genügen.

Das ist in der Tat auch *notwendig*, weil nach den Ausführungen am Schluß von § 22 die in § 23 gemachten Voraussetzungen mit denen des alten Cauchyschen Integralsatzes von 1814 übereinstimmen.

IV. Ältere Wege
bei Voraussetzung eindeutiger Integrierbarkeit von $f(z)$
§ 24. Der Satz von Morera von 1886[1])

In Kap. II wurde die eindeutige *Differenzierbarkeit* von $f(z)$, in Kap. III die *gleichmäßige partielle* Differenzierbarkeit von u und v nebst den (C.R.D.) vorausgesetzt und daraus erst die *eindeutige Integrierbarkeit* von $f(z)$ gefolgert. In allem folgenden benutzen wir *umgekehrt* die letztere als *Voraussetzung*. Irgendwelche Differenzierbarkeiten von u und v werden dagegen *fortan nicht mehr* vorausgesetzt, außer in § 26 bei dem hauptsächlich aus *historischem* Interesse aufgenommenen Referat über den Weg von Morera 1901.

Der erste, der diesen Weg beschritt, war Morera 1886 mit dem Satz: *Ist in dem einfach zusammenhängenden Bereich G die Funktion $f(z)$ stetig und eindeutig integrierbar, d. h. ist für jedes achsenparallele Rechteck R in G*

$$\oint_R f(z)\, dz = 0 , \qquad (1)$$

so ist $f(z)$ in G analytisch.

Beweis: Ist

$$f(z) \equiv u(x, y) + iv(x, y) , \qquad (2)$$

so deckt sich nach § 12 die Stetigkeit von $f(z)$ mit der totalen Stetigkeit von u und v in G. Setzt man dann

$$F(z) \equiv \oint_{z_0}^{z} f(z)\, dz = \oint_{x_0, y_0}^{x, y} (u\, dx - v\, dy) + i \oint_{x_0, y_0}^{z, y} (v\, dx + u\, dy) \quad (3)$$
$$= U(x, y) + i V(x, y) ,$$

wo die Integrale auf irgendeinem, ganz in G verlaufenden achsenparallelen Treppenweg C zwischen der unteren und der oberen Grenze erstreckt sind, so ist nach § 13 $F(z)$ eine stetige Funktion von z, U und V sind total stetige Funktionen von x, y, und es ist

$$\frac{\partial U}{\partial x} = u, \ \frac{\partial U}{\partial y} = -v, \ \frac{\partial V}{\partial x} = v, \ \frac{\partial V}{\partial x} = u , \qquad (4)$$

---

[1]) Vgl. C. No. 10.

also

$$\frac{\partial U}{\partial x} = \frac{\partial V}{\partial y}, \quad \frac{\partial U}{\partial y} = -\frac{\partial V}{\partial x}. \tag{5}$$

Mithin ist $F(z)$ nach § 12 *eindeutig differenzierbar* und

$$\frac{dF(z)}{dz} = \frac{\partial F}{\partial x} = \frac{\partial U}{\partial x} + i\frac{\partial V}{\partial x} = u + iv = f(z), \tag{6}$$

d. h. $f(z)$ ist die Ableitung von $F(z)$. Also ist $F(z)$ eine stetige Funktion mit der stetigen Ableitung $f(z)$. Daher ist $F(z)$ nach dem Cauchyschen Integralsatz ältester Form (§ 18) und seinen Folgerungen (§ 20 und 21) *analytisch*. Also gilt das nach § 15 auch für $f(z)$. Damit ist der Satz bewiesen, den man auch als eine *Umkehrung* des Cauchyschen Integralsatzes bezeichnen kann.

So genial dieser Satz von MORERA und sein Beweis sind, so muß man doch das Zurückgreifen auf $F(z)$ als einen *Umweg* betrachten und auch hervorheben, daß er nicht nur den alten Cauchyschen Integralsatz benutzt, sondern auch die in § 9 und 13 begründeten Eigenschaften eines Treppenintegrals als Funktion der oberen Grenze. Mit dem Hauptsatz des Kap. V in § 29 wird zugleich ein völlig umwegloser und von jenen Voraussetzungen freier Beweis des Satzes von MORERA von 1886 geliefert werden.

§ 25. Der Weg von OSGOOD von 1896[1])

Ohne Zitat, also wohl sicher ohne Kenntnis der in § 24 dargestellten Arbeit von MORERA, *definiert* OSGOOD 1896 im Gegensatz zu CAUCHY, der doch die *Differenzierbarkeit* von $f(z)$ als Definition benutzt, eine in dem einfach zusammenhängenden Bereich G stetige Funktion $f(z)$ als „*analytisch*", wenn sie in G *eindeutig integrierbar* ist, d. h. wenn, erstreckt über eine geschlossene Kurve C, die einen Teil von G vollständig begrenzt,

$$\oint_C f(z)\, dz = 0 \tag{1}$$

ist. Zum Beweis, daß diese Definition zu demselben Endziel führt wie die von CAUCHY, benutzt auch er die Funktion

$$F(z) \equiv \int_{z_0}^{z} f(z)\, dz \tag{2}$$

und folgt im wesentlichen demselben Gedankengang wie 10 Jahre vorher MORERA. An dem Beispiel einiger wichtiger funktionentheoretischer Sätze verteidigt er den Vorzug seiner Definition vor der von CAUCHY.

§ 26. Der Weg von MORERA von 1901[2])

Abermals offenbar ohne Kenntnis der Abhandlung von OSGOOD (§ 25) stellt MORERA 1901 *dieselbe Definition* wie jener auf: *Die im Be-*

----

[1]) Vgl. C. No. 13. — Schon im Vorwort wurde bemerkt, daß der Anfänger § 25 und 26 zunächst überschlagen dürfe.

[2]) Vgl. C. No. 17.

reich G stetige Funktion $f(z) \equiv u(x, y) + iv(x, y)$ von $z \equiv x + iy$ heißt analytisch, wenn für jede geschlossene Kurve C, die einen Teil von G vollständig begrenzt,

$$\oint_C f(z)\, dz = 0 \tag{1}$$

ist. Es gilt zu zeigen, daß $f(z)$ durch Potenzreihen darstellbar ist.

Wir beschränken uns in diesem Referat über die Abhandlung von MORERA darauf, daß C ein achsenparalleles Rechteck $R \equiv [(a, \alpha)\,(b, \beta)]$ ist, das ganz im Bereich G liegt, und benutzen die uns schon geläufigen Bezeichnungen. Dann ist (1) gleichbedeutend mit den zwei reellen Gleichungen

$$\oint_R (u\, dx - v\, dy) = 0, \qquad \oint_R (v\, dx + u\, dy) = 0\;. \tag{2}$$

MORERA beweist zunächst, daß, wenn $f(z)$ in R eindeutig *differenzierbar* ist, die Funktion dann in R auch eindeutig *integrierbar* ist, also seiner Definition genügt, und zwar auf folgende Weise: Er stützt sich auf die Integralformeln aus § 11, die wir auch schon in § 23 benutzt haben, und die MORERA selbst herzuleiten versucht hatte. So gewinnt er, wie das bei uns schon in § 23 ausgeführt wurde, die Integralformeln

$$\left.\begin{aligned}
\iint_R (u_2 + v_1)\, dx\, dy &= -\oint_R (u\, dx - v\, dy)\\
\iint_R (u_1 - v_2)\, dx\, dy &= \oint_R (v\, dx + u\, dy)\,.
\end{aligned}\right\} \tag{3}$$

Da aber aus der Differenzierbarkeit von $f(z)$ die (C.R.D.)

$$u_1 = v_2, \quad u_2 = -v_1 \tag{4}$$

folgen, so sind die Flächenintegrale links in (3), also auch die Randintegrale rechts $= 0$, d. h. die Gleichungen (2) und damit (1) sind erfüllt.

MORERA folgert aber — *ohne Begründung*, wenn auch ohne wesentliche Benutzung — auch umgekehrt aus dem Verschwinden der Randintegrale in (3) rechts das Verschwinden der Integranden der Flächenintegrale links, also der Gleichungen (4) und damit aus der eindeutigen Integrierbarkeit von $f(z)$ ihre eindeutige Differenzierbarkeit.

Nun erkennt MORERA, um die *Cauchysche Integralformel* zu gewinnen, von vornherein die Notwendigkeit des Beweises, daß mit (1) auch die Gleichung gilt

$$\oint_R f(z)\, h(z)\, dz = 0\;, \tag{5}$$

wo $h(z) = 1/(z - t)$ (t außerhalb R) oder allgemeiner $h(z)$ eine in R stetige Funktion mit den Ableitungen $h'(z)$ und $h''(z)$ ist. Diesen Beweis führt MORERA wie folgt:

$$F(z) \equiv \int_{z_0}^{z} f(z)\, dz \tag{6}$$

ist nach § 13 eine stetige und eindeutige Funktion von z, und es ist

$$\frac{dF(z)}{dz} = f(z)\;. \tag{7}$$

Also ist $F(z)$ analytisch im Sinne von MORERA. — Ferner ist nun

$$\frac{d(F(z)\,h(z))}{dz} = f(z)\,h(z) + F(z)\,h'(z)\,. \tag{8}$$

Da $F(z)\,h'(z)$ die Ableitung $f(z)\,h'(z) + F(z)\,h''(z)$ besitzt, ist auch diese Funktion analytisch im Sinne der Definition von MORERA. Integriert man also (8) über den Rand von R von irgendeinem Randpunkt z_0 aus, so ist nach § 13

$$\oint_R \frac{d(F(z)\,h(z))}{dz}\,dz = [F(z)\,h(z)]_{z_0}^{z_0} = 0 \tag{9}$$

und nach dem soeben Festgestellten auch

$$\oint_R F(z)\,h'(z)\,dz = 0\,. \tag{10}$$

Also bleibt als nun bewiesen die Gleichung (5)

$$\oint_R f(z)\,h(z)\,dz = 0\,.$$

Zu dem hier dargestellten Weg von MORERA ist nun einmal eine schon oben angedeutete kritische Bemerkung zu betonen, zu der man Abschnitt C, Nr. 21 (P. MONTEL) vergleichen möge. — Ferner benutzt der Weg wieder die Funktion $F(z)$ und ist dadurch nicht so elementar und umweglos, wie es die Begründung der Funktionentheorie fordern muß. Es war also doch nicht überflüssig, daß 1936 der von allen solchen Belastungen absolut freie Weg (siehe das folgende Kap. V) gebahnt wurde, obwohl er genau denselben leitenden Gedankengang verfolgt wie MORERA 1901. Denn zum dritten Male in der Geschichte der Begründung der Funktionentheorie wußte der „Wegbauer" nichts von seinem Vorgänger!

V. Der einfachste Weg
bei Voraussetzung eindeutiger Integrierbarkeit von $f(z)$ 1936[1]).

§ 27. Achsenparallel eindeutige Integrierbarkeit von $f(x, y)\,dx + g(x, y)\,dy$

Wir beginnen mit einer *reellen* Frage. In dem zusammenhängenden Bereich G sei $f(x, y)$ bei jedem Wert von x nach y, $g(x, y)$ bei jedem Wert von y nach x partiell differenzierbar (P) und $R \equiv [(a, \alpha)\,(b, \beta)]$ ein achsenparalleles Rechteck mit den diagonalen Ecken a, α und b, β, wobei $a < b$, $\alpha < \beta$, das ganz, d. h. mit Peripherie und Fläche in G liegt. Dann heiße $f\,dx + g\,dy$ in G *achsenparallel eindeutig integrierbar*, wenn für jedes R das in dem etwa durch das Koordinatensystem bestimmten positiven Sinn über den Rand von R erstreckte geschlossene Integral $= 0$ ist, d. h. wenn

---

[1]) L. HEFFTER, Vom Cauchyschen Integralsatz zur Cauchyschen Integralformel, Journ. f. r. u. a. Math. 175 (1936).

$$\oint_R (f\,dx + g\,dy) \tag{1}$$

$$\equiv \int_a^b f(x,\alpha)\,dx + \int_\alpha^\beta g(b,y)\,dy + \int_b^a f(x,\beta)\,dx + \int_\beta^\alpha g(a,y)\,dy = 0\,.$$

Bezeichnet man den Mittelwert von $f(x,\alpha)$ in (a,b) nach § 4 (11) mit $f_{ab}(x,\alpha)$ und entsprechend bei den 3 anderen in (1) auftretenden Funktionen, so ist (1) völlig gleichbedeutend mit der Differenzengleichung

$$(\Delta) \qquad \frac{f_{ab}(x,\alpha) - f_{ab}(x,\beta)}{\alpha - \beta} = \frac{g_{\alpha\beta}(a,y) - g_{\alpha\beta}(b,y)}{a - b} \tag{2}$$

als Ausdruck der achsenparallel eindeutigen Integrierbarkeit von $f\,dx + g\,dy$. Sie stellt eine Koppelung zwischen f und g dar[1]).

Gleichung (2) läßt in embryonaler Gestalt schon die Differentialgleichung $(D)\ f_2 = g_1$ [§ 18 (3)] erkennen und geht unter Hinzunahme der für das ganze Rechteck R geltenden Voraussetzung (P) in der Tat in diese über, wenn man $b,\ \beta \to a,\ \alpha$ konvergieren läßt. Wegen der Stetigkeit von f und g gibt es nämlich in (a, b) nach § 4 (12) zunächst einen Wert ξ_{ab}, so daß

$$f_{ab}(x, \alpha) - f_{ab}(x, \beta) = f(\xi_{ab}, \alpha) - f(\xi_{ab}, \beta) \tag{3}$$

und in (α, β) einen Wert $\eta_{\alpha\beta}$, so daß

$$g_{\alpha\beta}(a, y) - g_{\alpha\beta}(b, y) = g(\alpha, \eta_{\alpha\beta}) - g(b, \eta_{\alpha\beta}) \tag{4}$$

und demnach (Δ) die Form annimmt

$$(\Delta) \qquad \frac{f(\xi_{ab},\alpha) - f(\xi_{ab},\beta)}{\alpha - \beta} = \frac{g(a,\eta_{\alpha\beta}) - g(b,\eta_{\alpha\beta})}{a - b}\,. \tag{5}$$

Nun wollen wir den Grenzübergang $b,\ \beta \to a,\ \alpha$ so vollziehen, daß $b - a$ und $\beta - \alpha$ *gleichzeitig* $\to 0$ konvergieren. Das kann z. B. dadurch bewirkt werden, daß

$$b - a = \lambda(\beta - \alpha) \tag{6}$$

gesetzt wird und die positive endliche Zahl λ bei dem Grenzübergang *fest* bleibt. Dann wird bei dem Grenzübergang $\xi_{ab} = a$, $\eta_{\alpha\beta} = \alpha$, und die Differenzenquotienten in (Δ) werden zu den Differentialquotienten f_2 und g_1. Also entsteht aus (Δ) die Gleichung

$$(D) \qquad f_2(a, \alpha) = g_1(a, \alpha)\,. \tag{7}$$

Dieser Beweis erfordert nicht etwa die Stetigkeit von f_2 und g_1, vielmehr nur die *totale Differenzierbarkeit* von f und g, wie ich in meiner Schrift „Kurvenintegrale und Begründung der Funktionentheorie", Springer-Verlag 1948, Seite 29, bewiesen habe.

§ 28. Achsenparallel eindeutige Integrierbarkeit von $f(z)$

Wenn die Funktion $f(z) \equiv u(x, y) + iv(x, y)$ im Bereich G bei jedem Wert von y in bezug auf x und bei jedem Wert von x in bezug auf y

---

[1]) Die geometrisch leicht zu deutende Gl. (2) nimmt eine besonders einfache Gestalt an, wenn R ein *Quadrat*, also $b - a = \beta - \alpha$ und f bei jedem Wert von y stetig in x, g bei jedem Wert von x stetig in y ist. Denn dann drückt sich die Koppelung zwischen f und g einfach dadurch aus, daß es in jedem achsenparallelen Quadrat Q in G einen Punkt $\xi,\ \eta$ gibt, für den

$$f(\xi, \alpha) - f(\xi, \beta) = g(a, \eta) - g(b, \eta)\,.$$

integrierbar ist, definieren wir wie in § 13 das über eine ganz innerhalb G verlaufende achsenparallele *Treppenline* C erstreckte Integral von $f(z)$ durch die Formel

$$\int\limits_{z_0}^{z} f(z)\,dz \equiv \int\limits_{x_0,\,y_0}^{x,\,y} (u\,dx - v\,dy) + i \int\limits_{x_0,\,y_0}^{x,\,y} (v\,dx + u\,dy)\,. \tag{1}$$

Die Integrale rechts setzen sich also aus lauter reellen Integralen zusammen, in denen teils bei konstantem y über ein x-Intervall, teils bei konstantem x über ein y-Intervall integriert wird.

Nun machen wir die *einzige Voraussetzung* der *Eindeutigkeit, Stetigkeit* und der achsenparallel *eindeutigen Integrierbarkeit* (EJ) von $f(z)$ in G, d. h. nach (1), daß für jedes ganz zu G gehörige Rechteck $R \equiv [(a,\,\alpha)\,(b,\,\beta)]$

$$\oint\limits_{R} f(z)\,dz = 0\,, \tag{2}$$

also

$$\left.\begin{array}{l} \displaystyle\int\limits_{a}^{b} u(x,\alpha)\,dx - \int\limits_{\alpha}^{\beta} v(b,y)\,dy + \int\limits_{b}^{a} u(x,\beta)\,dx - \int\limits_{\beta}^{\alpha} v(a,y)\,dy = 0 \\[4mm] \displaystyle\int\limits_{a}^{b} v(x,\alpha)\,dx + \int\limits_{\alpha}^{\beta} u(b,y)\,dy + \int\limits_{b}^{a} v(x,\beta)\,dx + \int\limits_{\beta}^{\alpha} u(a,y)\,dy = 0\,. \end{array}\right\} \tag{3}$$

Dies ist nach § 27 (2) gleichbedeutend mit dem Bestehen der beiden Differenzengleichungen

$$\text{(C.R.}\varDelta\text{.)} \quad \left\{\begin{array}{l} \dfrac{u_{ab}(x,\alpha) - u_{ab}(x,\beta)}{\alpha - \beta} = - \dfrac{v_{\alpha\beta}(a,y) - v_{\alpha\beta}(b,y)}{a - b} \\[4mm] \dfrac{v_{ab}(x,\alpha) - v_{ab}(x,\beta)}{\alpha - \beta} = \dfrac{u_{\alpha\beta}(a,y) - u_{\alpha\beta}(b,y)}{a - b}\,, \end{array}\right\} \tag{4}$$

wo wieder $u_{ab}(x,\alpha)$ den Mittelwert von $u(x,\alpha)$ in (a,b) bedeutet usw.

Die Gleichungen (4) stellen eine doppelte Bindung zwischen $u(x,y)$ und $v(x,y)$ dar, bei der Differentialquotienten *nicht* auftreten, und lassen in embryonaler Gestalt schon die Cauchy-Riemannschen Differentialgleichungen (C.R.D.) [§ 12 (6)] $u_2 = -v_1$, $u_1 = v_2$ erkennen. Nach dem Beweis in § 27 folgen in der Tat diese aus jenen, wenn man noch die Voraussetzung (P) hinzunimmt, daß u und v in G *partiell differenzierbar* sind.

§ 29. Der Hauptintegralsatz dieses Weges

Eine entscheidende Rolle auf dem jetzt betretenen Wege spielt nun, um die Cauchysche *Integralformel* (§ 20) zu gewinnen, der Satz:

Ist die im Bereich G stetige Funktion $f(z) \equiv u(x,y) + iv(x,y)$ *von jeder inneren Stelle* $a + \alpha i$ *aus achsenparallel eindeutig integrierbar, d. h. ist für jedes ganz zu G gehörige Rechteck* $R \equiv [(a,\,\alpha)\,(b,\,\beta)]$ *das Integral*

$$\oint\limits_{R} f(z)\,dz = 0\,, \tag{1}$$

ist ferner $h(z) \equiv \varphi(x,y) + i\,\psi(x,y)$ *eine mit ihrer Ableitung* $h'(z)$ *in G stetige Funktion,* die also den Cauchy-Riemannschen Differentialgleichungen

$$\varphi_1 = \psi_2, \quad \varphi_2 = -\psi_1 \tag{2}$$

genügt, *so ist auch* $\qquad \oint\limits_{R} f(z)\, h(z)\, dz = 0 \,.$ $\hfill (3)$

Das ist in der Tat fast wörtlich der zu demselben Zweck 1901 von MORERA aufgestellte Satz (§ 26) mit dem einzigen Unterschied, daß MORERA auch noch die Existenz von $h''(z)$ braucht. Unser nachfolgender *Beweis* ist freilich grundverschieden von dem in § 26:

Zerlegt man die Voraussetzung (1) in ihren reellen und imaginären Teil, so ist sie nach § 28 (3) und (4) völlig gleichbedeutend mit den für jedes R in G geltenden beiden Differenzengleichungen

$$(\text{C.R.}\varDelta.) \qquad \left\{ \begin{aligned} \frac{u_{ab}(x,\alpha) - u_{ab}(x,\beta)}{\alpha - \beta} &= -\frac{v_{\alpha\beta}(a,y) - v_{\alpha\beta}(b,y)}{a - b} \\[2mm] \frac{v_{ab}(x,\alpha) - v_{ab}(x,\beta)}{\alpha - \beta} &= \frac{u_{\alpha\beta}(a,y) - u_{\alpha\beta}(b,y)}{a - b} \,, \end{aligned} \right\} \qquad (4)$$

wo $u_{ab}(x, \alpha)$ *den Mittelwert* von $u(x, \alpha)$ in (a, b) bedeutet, usw.

In den reellen und imaginären Teil zerlegt, lautet die behauptete Gleichung (3)

$$\oint\limits_{R} f(z)\, h(z)\, dz \equiv \oint\limits_{R} [(u\,\varphi - v\,\psi)\, dx - (u\,\psi + v\,\varphi)\, dy] \qquad (5)$$
$$+\, i \oint\limits_{R} [(u\,\psi + v\,\varphi)\, dx + (u\,\varphi - v\,\psi)\, dy] = 0 \,.$$

Wir führen den Beweis, daß zunächst das erste der beiden Integrale rechts $= 0$ ist, mit der schon in § 18 benutzten *Doppelsummenmethode*. Wir teilen die Seiten (a, b) und (α, β) von R in n gleiche Teile durch die Teilpunkte $x_1, x_2, \ldots, x_{n-1}$ bzw. $y_1, y_2, \ldots, y_{n-1}$ und zerlegen R durch Parallele zu den Achsen durch diese Teilpunkte in n^2 kleinere Rechtecke $R_{\mu\nu} \equiv [(x_\mu, y_\nu)\,(x_{\mu+1}, y_{\nu+1})]$. Haben dann $u_{\mu,\mu+1}$ usw. die entsprechende Bedeutung wie in (4), so bilden wir die Doppelsumme

$$S_n \equiv \sum_{\mu\nu} S_{\mu\nu} \qquad (6)$$

$$\equiv \sum_{\mu\nu} [u_{\mu,\mu+1}(x, y_\nu)\, \varphi(x_\mu, y_\nu) - u_{\mu,\mu+1}(x, y_{\nu+1})\, \varphi(x_\mu, y_{\nu+1})$$
$$- v_{\mu,\mu+1}(x, y_\nu)\, \psi(x_\mu, y_\nu) + v_{\mu,\mu+1}(x, y_{\nu+1})\, \psi(x_\mu, y_{\nu+1})]\,(x_{\mu+1} - x_\mu)$$
$$- \sum_{\mu\nu} [- u_{\nu,\nu+1}(x_\mu, y)\, \psi(x_\mu, y_\nu) + u_{\nu,\nu+1}(x_{\mu+1}, y)\, \psi(x_{\mu+1}, y_\nu)$$
$$- v_{\nu,\nu+1}(x_\mu, y)\, \varphi(x_\mu, y_\nu) + v_{\nu,\nu+1}(x_{\mu+1}, y)\, \varphi(x_{\mu+1}, y_\nu)]\,(y_{\nu+1} - y_\nu) \,.$$

Führt man in der ersten Teilsumme die Summation über $\nu = 0, 1, 2, \ldots, n-1$ bei festem μ, in der zweiten die über dieselben Werte von μ bei festem ν aus, so heben sich alle über die inneren Strecken gebildeten Terme fort, und es folgt

$$S_n \equiv \sum_{\mu\nu} S_{\mu\nu} \qquad (7)$$

$$= \sum_{\mu} [u_{\mu,\mu+1}(x, \alpha)\, \varphi(x_\mu, \alpha) - u_{\mu,\mu+1}(x, \beta)\, \varphi(x_\mu, \beta)$$
$$- v_{\mu,\mu+1}(x, \alpha)\, \psi(x_\mu, \alpha) + v_{\mu,\mu+1}(x, \beta)\, \psi(x_\mu, \beta)]\,(x_{\mu+1} - x_\mu)$$
$$- \sum_{\nu} [- u_{\nu,\nu+1}(a, y)\, \psi(a, y_\nu) + u_{\nu,\nu+1}(b, y)\, \psi(b, y_\nu)$$
$$- v_{\nu,\nu+1}(a, y)\, \varphi(a, y_\nu) + v_{\nu,\nu+1}(b, y)\, \varphi(b, y_\nu)]\,(y_{\nu+1} - y_\nu) \,.$$

Also ist *einerseits* unter Beachtung einer schon in § 18 gemachten Bemerkung

$$\lim_{n \to \infty} S_n = \oint_R \left[(u\,\varphi - v\,\psi)\,dx - (u\,\psi - v\,\varphi)\,dy \right] . \tag{8}$$

Setzt man aber *andererseits* in (6) nach dem Mittelwertsatz der Differentialrechnung § 3 (11)

$$\left.\begin{aligned}
\varphi(x_\mu, y_{\nu+1}) &= \varphi(x_\mu, y_\nu) + \varphi_2(x_\mu, \eta_{\mu\nu})\,(y_{\nu+1} - y_\nu) \\
\psi(x_\mu, y_{\nu+1}) &= \psi(x_\mu, y_\nu) + \psi_2(x_\mu, \eta'_{\mu\nu})\,(y_{\nu+1} - y_\nu) \\
\varphi(x_{\mu+1}, y_\nu) &= \varphi(x_\mu, y_\nu) + \varphi_1(\xi_{\mu\nu}, y_\nu)\,(x_{\mu+1} - x_\mu) \\
\psi(x_{\mu+1}, y_\nu) &= \psi(x_\mu, y_\nu) + \psi_1(\xi'_{\mu\nu}, y_\nu)\,(x_{\mu+1} - x_\mu) ,
\end{aligned}\right\} \tag{9}$$

wo $\eta_{\mu\nu}$ und $\eta'_{\mu\nu}$ im Intervall $(y_\nu, y_{\nu+1})$, $\xi_{\mu\nu}$ und $\xi'_{\mu\nu}$ im Intervall $(x_\mu, x_{\mu+1})$ liegen, so heben sich unter Benutzung der Formeln (4) für das Rechteck $R_{\mu\nu}$ alle Glieder mit den Faktoren $\varphi(x_\mu, y_\nu)$ und $\psi(x_\mu, y_\nu)$ fort, und es bleibt

$$\left.\begin{aligned}
S_{\mu\nu} = [&- u_{\mu,\mu+1}(x, y_{\nu+1})\,\varphi_2(x_\mu, \eta_{\mu\nu}) + v_{\mu,\mu+1}(x, y_{\nu+1})\,\psi_2(x_\mu, \eta'_{\mu\nu}) \\
&- u_{\nu,\nu+1}(x_{\mu+1}, y)\,\psi_1(\xi'_{\mu\nu}, y_\nu) - v_{\nu,\nu+1}(x_{\mu+1}, y)\,\varphi_1(\xi_{\mu\nu}, y_\nu)] \times \\
&\qquad\qquad \times (x_{\mu+1} - x_\mu)\,(y_{\nu+1} - y_\nu) .
\end{aligned}\right\} \tag{10}$$

Wegen der Stetigkeit von u und v können hier die Mittelwerte, z. B. $u_{\mu,\mu+1}(x, y_{\nu+1})$ durch $u(\xi_\mu, y_{\nu+1})$, wo ξ_μ in $(x_\mu, x_{\mu+1})$ liegt, ersetzt werden, so daß dann alle in (10) auftretenden Wertepaare von x, y dem Rechteck $R_{\mu\nu}$ angehören. Da aber auch φ_1, φ_2, ψ_1, ψ_2 stetig sind, so ist nach § 10

$$\lim_{n \to \infty} S_n = \iint_R \left[- u(\psi_1 + \varphi_2) + v(\psi_2 - \varphi_1) \right]\,dx\,dy . \tag{11}$$

Also hat man wie schon in § 18 nach (8) und (11) zunächst den *allgemeinen Integralsatz vom Gaussschen Typus*[1])

$$\oint_R (u\,\varphi - v\,\psi)\,dx - (u\,\psi + v\,\varphi)\,dy] = \iint_R \left[- u(\psi_1 + \varphi_2) + v(\psi_2 - \varphi_1) \right]\,dx\,dy \tag{12}$$

für stetige, durch die Gleichungen (C.R.Δ.) verbundene Funktionen u, v und Funktionen φ, ψ, deren partielle Ableitungen φ_1, φ_2, ψ_1, ψ_2 ebenfalls stetig sind.

Nach den Gleichungen (2), von denen wir *jetzt erst* Gebrauch machen, ist aber hier speziell das Flächenintegral $= 0$, also nach (12) auch

$$\oint_R \left[(u\,\varphi - v\,\psi)\,dx - (u\,\psi + v\,\varphi)\,dy \right] = 0 . \tag{13}$$

So ist gezeigt, daß das erste der beiden reellen Integrale in (5) rechts $= 0$ ist. Das zweite geht aber aus dem ersten hervor, wenn man φ durch ψ, ψ durch $- \varphi$ ersetzt, wobei das Formelpaar (2) ungeändert bleibt. Also ist auch das zweite Integral in (5) rechts $= 0$. Damit ist

---

[1]) Bei fast jedem Integralsatz von diesem Typus führt die hier benutzte Methode, eine mehrfache Summe zwischen die beiden Integrale zu stellen, deren Gleichheit bewiesen werden soll, zum Ziel, was man z. B. für einen achsenparallelen *Quader* leicht durchführen kann.

der Hauptsatz bewiesen. Sein Beweis muß wohl noch einfacher genannt werden als der des Goursatschen Integralsatzes in § 19.

Wählt man speziell $f(z) = 1$, also $u = 1$, $v = 0$, wobei alle Voraussetzungen des Hauptsatzes erfüllt sind, so liefert dieser die Gleichung

$$\oint_R h(z)\, dz = 0 \,, \tag{14}$$

d. h. den Cauchyschen Integralsatz in seiner ältesten Form für eine Funktion $h(z)$ mit stetiger Ableitung $h'(z)$. Dabei reduziert sich der vorstehende Beweis auf den von § 18, der also hier nicht etwa vorausgesetzt wird.

Ist nun z irgendein innerer Wert aus dem Bereich G und bezeichnet man deshalb die Integrationsvariable jetzt mit t statt mit z, so ist

$$h(t) \equiv 1/(t - z) \tag{15}$$

eine Funktion von t, die in jedem Teilbereich von G, der z *nicht* enthält, die Voraussetzungen des Hauptintegralsatzes erfüllt. Unter Anwendung dieses Satzes gelangt man also wie in § 20, Abb. 10, zu der dortigen Formel (1)

$$\oint_T \frac{f(t)\, dt}{t - z} - \oint_Q \frac{f(t)\, dt}{t - z} = 0 \tag{16}$$

und dann genau wie dort zur *Cauchyschen Integralformel* und von ihr wie in § 21 zur *Potenzreihendarstellung* von $f(z)$. Wir haben also

Das dritte Hauptergebnis: Damit die im Bereich G eindeutige und stetige Funktion $f(z) \equiv u + iv$ in G analytisch sei, ist hinreichend und notwendig, daß sie von jeder inneren Stelle $a + \alpha i$ in G aus achsenparallel eindeutig integrierbar ist, d. h. für jedes Rechteck $[(a, \alpha)\,(b, \beta)]$ in G die Gleichungen erfüllt

$$(\text{C.R.}\varDelta.) \quad \left\{ \begin{aligned} \frac{u_{ab}(x, \alpha) - u_{ab}(x, \beta)}{\alpha - \beta} &= -\frac{v_{\alpha\beta}(a, y) - v_{\alpha\beta}(b, y)}{a - b} \\[2ex] \frac{v_{ab}(x, \alpha) - v_{ab}(x, \beta)}{\alpha - \beta} &= \frac{u_{\alpha\beta}(a, y) - u_{\alpha\beta}(b, y)}{a - b} \end{aligned} \right\} \tag{17}$$

wo $u_{a,b}(x, \alpha)$ usw. die bei (4) erklärten Mittelwerte sind.

Diese Bedingung ist hinreichend, wie vorstehend gezeigt worden ist. Sie ist aber auch *notwendig*. Denn, wenn $f(z)$ analytisch ist, so gilt das nach § 15 und 16 auch von $f'(z)$, so daß $f(z)$ die Voraussetzungen des alten Cauchyschen Integralsatzes erfüllt und nach diesem eindeutig integrierbar ist, also den Gleichungen (C.R.$\varDelta$.) genügt.

Mit dem Beweis des Hauptintegralsatzes haben wir zugleich den in § 24 versprochenen Beweis des Satzes von MORERA von 1886 geliefert.

VI. Ein neuer Weg unter Benutzung von Polarkoordinaten 1951[1]).

§ 30. Eine allgemeine Eigenschaft jeder analytischen Funktion $f(z)$

Im folgenden benutzen wir, wie schon in § 9 angekündigt, auch über Kreisbögen erstreckte Integrale.

Jede in einem Bereich G analytische Funktion $f(z) \equiv u(x, y) + iv(x, y)$ von $z \equiv x + yi$ ist nach unserer Definition in § 17 in der Umgebung jedes inneren Punktes $\zeta \equiv \xi + \eta i$ von G in eine gewöhnliche Potenzreihe entwickelbar

$$f(z) = c_0 + c_1(z - \zeta) + c_2(z - \zeta])^2 + \cdots + R_n, \tag{1}$$

gleichmäßig konvergent (§ 16) in einem Kreis K mit Radius ϱ um ζ, der ganz innerhalb ihres Konvergenzkreises und damit innerhalb G liegt. Also ist $|R_n| < \varepsilon$, beliebig klein für *dasselbe* hinlänglich große n bei *jedem* Wert von z in K, und man darf (1) gliedweise über K integrieren. Ebenso auch $f(z)/(z - \zeta)$, da

$$\left| \oint_K \frac{R_n}{z - \zeta}\, dz \right| < \oint_K \frac{|R_n|}{|z - \zeta|}\, |dz| < \frac{\varepsilon}{\varrho}\, 2\varrho\pi = 2\varepsilon\pi, \tag{2}$$

also beliebig klein für hinlänglich großes n. Weil nach (1) $c_0 = f(\zeta)$, folgt

$$\oint_K \frac{f(z)\, dz}{z - \zeta} = f(\zeta) \oint_K \frac{dz}{z - \zeta} + c_1 \oint_K dz + c_2 \oint_K (z - \zeta)\, dz + \cdots . \tag{3}$$

Bei Einführung der Polarkoordinaten

$$x = \xi + \varrho \cos\varphi, \quad y = \eta + \varrho \sin\varphi, \tag{4}$$

also

$$z - \zeta = \varrho\, e^{\varphi i}, \qquad dz = \varrho\, i\, e^{\varphi i}\, d\varphi,$$

ist daher in (3) über φ von 0 bis 2π zu integrieren, und es ergibt sich leicht, daß $\oint_K \frac{dz}{z - \zeta} = 2\pi i$, alle folgenden Integrale in (3) gleich 0 sind, d. h.

$$f(\zeta) = \frac{1}{2\pi i} \oint_K \frac{f(z)\, dz}{z - \zeta}, \tag{5}$$

die Cauchysche *Integralformel* für den *Spezialfall* eines *Kreises* um ζ.

Trennt man nach Einführung der Polarkoordinaten (4) Reelles und Imaginäres, so ergibt sich als gleichwertig mit (5)

$$\left. \begin{aligned} u(\xi, \eta) &= \frac{1}{2\pi} \int_0^{2\pi} u(\xi + \varrho \cos\varphi, \eta + \varrho \sin\varphi)\, d\varphi \\[2ex] v(\xi, \eta) &= \frac{1}{2\pi} \int_0^{2\pi} v(\xi + \varrho \cos\varphi, \eta + \varrho \sin\varphi)\, d\varphi . \end{aligned} \right\} \tag{6}$$

---

[1]) L. HEFFTER, Zur Begründung der Funktionentheorie. Sitzgsber. der Heidelberger Akad. d. Wiss., Mathem.-Naturwiss. Klasse 1951, 6. Abhandlung.

Erweitert man rechts mit ϱ, setzt $\varrho\,d\varphi = ds$, dem Bogenelement von K, wobei die oberen Grenzen der Integrale $= 2\varrho\pi$ werden, so sagen die Formeln (6):

Bei jeder analytischen Funktion $f(z) \equiv u + vi$ sind u und v für jeden inneren Punkt ζ aus G gleich ihren Mittelwerten auf jedem Kreis K um ζ, der ganz in G liegt.

Da nun u und v in G total stetig, x und y aber nach (4) bei jedem ϱ stetig in φ sind, so gibt es bei jedem, auch beliebig kleinem ϱ mindestens einen Wert φ_u zwischen 0 und 2π, bei dem u gleich seinem Mittelwert ist, und entsprechend für v:

$$\left.\begin{aligned}
u(\xi, \eta) &= u(\xi + \varrho\cos\varphi_u, \eta + \varrho\sin\varphi_u) \quad (0 \le \varphi_u \le 2\pi)\\
v(\xi, \eta) &= v(\xi + \varrho\cos\varphi_v, \eta + \varrho\sin\varphi_v) \quad (0 \le \varphi_v \le 2\pi).
\end{aligned}\right\} \quad (7)$$

Es gibt folglich in jeder Nähe jedes inneren Punktes ξ, η Punkte ξ', η', für die $u(\xi, \eta) = u(\xi', \eta')$ und solche, für die $v(\xi, \eta) = v(\xi', \eta')$ ist. Daraus folgt die Eigenschaft der Funktionen u und v, daß sie *für keinen inneren Punkt von G ein Maximum oder Minimum haben* können.

§ 31. Eine weitere derartige Eigenschaft jeder analytischen Funktion $f(z)$

Noch eine weitere Eigenschaft jeder analytischen Funktion $f(z)$ können wir hier gewinnen. Dem achsenparallelen Rechteck, das sich bei Benutzung orthogonaler Parallelkoordinaten x, y bewährt hat, entspricht bei Benutzung von Polarkoordinaten (Abb. 12) ein „*Kreisbogenrechteck*" (KR), begrenzt von zwei konzentrischen Kreisbögen um ζ mit den Radien ϱ_1, ϱ_2, $(\varrho_1 < \varrho_2)$ und 2 Vektoren durch ζ, die den Polarwinkeln φ_1, φ_2 entsprechen, wobei der zu ϱ_2 gehörige Vollkreis noch ganz in G liegt. Jedes solche KR nennen wir „*zu ζ gehörig*".

Dann werde das über den Rand von KR in positivem Sinn erstreckte Integral von $f(z)/(z - \zeta)$ betrachtet. Führt man wieder Polarkoordinaten ein, beachtet aber, daß jetzt auch ϱ variabel, also

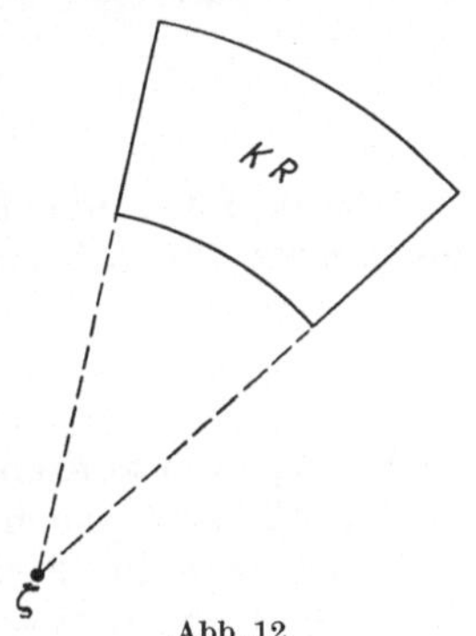

Abb. 12

$$z - \zeta = \varrho\,e^{\varphi i}, \quad dz = e^{\varphi i}(d\varrho + \varrho i\,d\varphi) \tag{1}$$

ist, so folgt

$$\oint_{KR} \frac{f(z)\,dz}{z - \zeta} = \int_{\varrho_1}^{\varrho_2} f(\zeta + \varrho\,e^{\varphi_1 i})\frac{d\varrho}{\varrho} + \int_{\varphi_1}^{\varphi_2} f(\zeta + \varrho_2 e^{\varphi i})\,i\,d\varphi + \tag{2}$$

$$+ \int_{\varrho_2}^{\varrho_1} f(\zeta + \varrho\,e^{\varphi_2 i})\frac{d\varrho}{\varrho} + \int_{\varphi_2}^{\varphi_1} f(\zeta + \varrho_1 e^{\varphi i})\,i\,d\varphi.$$

Wird hier für f überall die sich aus § 30 (1) ergebende Reihe eingesetzt, so liegen alle bei der Integration auftretenden Werte innerhalb des

Konvergenzkreises jener Reihe, ϱ aber ist stets $\geqq \varrho_1$. Also dürfen alle diese Integrationen *gliedweise* ausgeführt werden. Dabei wird bei Zusammenfassung des ersten und dritten Integrals in (2) der Faktor von $c_n\,(n = 0, 1, 2, \ldots)$

$$(e^{n\,\varphi_1 i} - e^{n\,\varphi_2 i})\,\frac{1}{n}\,(\varrho_2^n - \varrho_1^n)$$

und bei Zusammenfassung des zweiten und vierten Integrals in (2)

$$(\varrho_2^n - \varrho_1^n)\,\frac{1}{n}\,(e^{n\,\varphi_2 i} - e^{n\,\varphi_1 i})\,.$$

Beide sind entgegengesetzt gleich. Also ergibt sich

$$\oint_{KR} \frac{f(z)\,dz}{z - \zeta} = 0\,. \tag{3}$$

Das heißt *bei jeder analytischen Funktion $f(z)$ ist für jeden inneren Punkt ζ aus G und jedes ihm zugehörige KR $f(z)/(z - \zeta)$ eindeutig integrierbar.*

Im nächsten Paragraphen zeigt sich noch, daß aus dieser zweiten Eigenschaft die erste folgt.

§ 32. Ein entsprechender Eingang in die Funktionentheorie

Die vorstehend als *notwendig* erkannte Eigenschaft jeder analytischen Funktion wählen wir nun neben der *Stetigkeit* und *Eindeutigkeit* als *einzige Voraussetzung* über $f(z)$, also die Gleichung

$$\oint_{KR} \frac{f(z)\,dz}{z - \zeta} = 0\,. \tag{1}$$

Hieraus folgt zunächst, daß (1) auch für die vollständige Begrenzung des ganzen aus KR entstehenden *Kreisringes* gilt, d. h. es ergibt sich

$$\oint_{K_1} \frac{f(z)\,dz}{z - \zeta} = \oint_{K_2} \frac{f(z)\,dz}{z - \zeta}\,, \tag{2}$$

wo K_1, K_2 zwei konzentrische Kreise mit den Radien ϱ_1, ϱ_2 um ζ sind, deren größerer K_2 noch ganz innerhalb G liegt.

Führt man in (2) links die Polarkoordinaten § 31 (1) ein, wobei aber ϱ jetzt konstant $= \varrho_1$, also $d\varrho = 0$ ist, so ergibt sich

$$\oint_{K_1} \frac{f(z)}{z - \zeta}\,\frac{dz}{} = \int_0^{2\pi} f(\zeta + \varrho_1 e^{\varphi i})\,i\,d\varphi\,. \tag{3}$$

Konvergiert nun $\varrho_1 \to 0$, so konvergiert nach (3) das Integral rechts, also auch das Integral (2) links gegen den Wert $2\,\pi i\,f(\zeta)$. Nennt man K_2 jetzt K, ϱ_2 jetzt ϱ, so wird aus (2)

$$f(\zeta) = \frac{1}{2\,\pi i} \cdot \oint_{K} \frac{f(z)\,dz}{z - \zeta}\,, \tag{4}$$

d. h. die Formel § 30 (5), die ein *Spezialfall der Cauchyschen Integralformel* und ein Ausdruck der *ersten* Eigenschaft jeder analytischen Funktion (§ 30) war.

Hier ist K ein Kreis um ζ, der nur ganz in G liegen muß, sonst beliebig wählbar ist. Ist dann a ein beliebiger innerer Punkt von G, K_a mit Radius ϱ_a ein ganz in G liegender Kreis um a, ζ ein beliebiger Punkt innerhalb K_a, so werde der Kreis K um ζ so gewählt, daß er K_a von innen berührt (Abb. 13). Dann kann (1) benutzt werden, um in (4) den Integrationskreis K durch K_a zu ersetzen. Zieht man nämlich durch ζ eine Anzahl von Radien bis zu ihrem Schnittpunkt mit K_a und schneidet die entstehenden Sektoren einerseits durch K ab, andererseits durch mit K konzentrische Kreisbögen, so entstehen lauter KR, deren eine Ecke auf K_a liegt. Nach (1) ist das Integral über jedes dieser $KR = 0$. Werden also diese Kreisbogen-Rechtecke an K angesetzt, so entsteht als neuer Integrationsweg für (4) eine „*Kreisbogentreppenlinie*" (KRT), ohne daß sich der Wert $f(\zeta)$ des

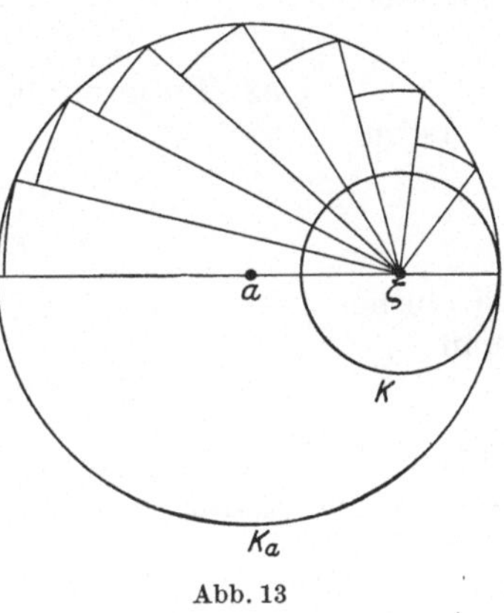

Abb. 13

Integrals (4) ändert. Durch unbegrenzte Vermehrung jener Radien kann man aber diese Kreisbogentreppenlinie dem Kreis K_a beliebig nahe bringen. Also kann statt (4) im Grenzfall gesetzt werden

$$f(\zeta) = \frac{1}{2\pi i} \cdot \oint\limits_{K_a} \frac{f(z)\,dz}{z - \zeta} \,. \tag{5}$$

Ist nun K'_a konzentrisch mit K_a, sein Radius $\varrho'_a < \varrho_a$ und ζ innerhalb K'_a, so kann das Integral (5) in bekannter Weise (§ 21) in eine innerhalb K'_a konvergente Potenzreihe von $\zeta - a$ entwickelt werden.

Wir haben damit ein

Viertes Hauptergebnis: Damit die im Bereich G stetige und eindeutige Funktion $f(z)$ in G analytisch sei, ist notwendig und hinreichend, daß für jeden inneren Punkt ζ von G und jedes zugehörige Kreisbogenrechteck KR die Gleichung gilt

$$\oint\limits_{KR} \frac{f(z)\,dz}{z - \zeta} = 0 \,. \tag{1}$$

Man könnte gegen diesen Eingang in die Funktionentheorie einwenden, daß die Voraussetzung (1) als Start schon allzu nahe an der Cauchyschen Integralformel und damit an dem erstrebten Ziel liege. Aber die Integralformel wird ja zunächst nur in der speziellen Form [§ 32 (4)] gewonnen, die für die Potenzreihenentwicklung von $f(z)$ *nicht* unmittelbar brauchbar ist. Denn sie führt nur zu einer Potenzreihe nach $z - \zeta$, deren *Koeffizienten* noch von ζ abhängen! Deshalb war eine Umwandlung des Integrationskreises K erforderlich. Und das bedeutete einen keineswegs selbstverständlichen *Integralsatz*. — Übrigens ist die in Kap. VI benutzte Voraussetzung (1) wieder eine einfache Beziehung zwischen dem Wert der Funktion $f(z)$ in einem Punkt ζ von G und ihren Werten in der Umgebung, wie es in Kap. II die eindeutige Differenzierbarkeit von $f(z)$, in Kap. III die partielle Differenzierbarkeit von u und v nebst den (C.R.D.), in Kap. V die eindeutige Integrierbarkeit von $f(z)$ in G war.

§ 33. Umformung der Voraussetzung in Kap. VI

Ist in

$$\oint_{KR} \frac{f(z)\,dz}{z - \zeta} = 0 \tag{1}$$

wie bisher $z \equiv x + yi$, $\zeta \equiv \xi + \eta i$, $f(z) \equiv u(x, y) + iv(x, y)$ und setzt man

$$x - \xi = e^\sigma \cos \varphi, \quad y - \eta = e^\sigma \sin \varphi, \tag{2}$$

so kann man statt wie üblich φ und $\varrho = e^\sigma$ auch φ und σ als eine *variierte* Art von *Polarkoordinaten* bezeichnen. Nach (2) ist

$$z - \zeta = e^{\sigma + \varphi i}, \quad dz = e^{\sigma + \varphi i}\,d(\sigma + \varphi i) \tag{3}$$

und $f(z)$ wird abgesehen von der Konstanten ζ eine Funktion von $\sigma + \varphi i$, die wir mit F bezeichnen:

$$f(z) = F(\sigma + \varphi i). \tag{4}$$

Also wird

$$\oint_{KR} \frac{f(z)\,dz}{z - \zeta} = \oint_{KR} F(\sigma + \varphi i)\,d(\sigma + \varphi i) = 0, \tag{5}$$

d. h. während $f(z)$ erst dividiert durch $z - \zeta$ über KR integriert $= 0$ wird, gilt das für $F(\sigma + \varphi i)$ *selbst*.

Deutet man aber φ und σ als orthogonale Parallelkoordinaten in einer neuen $\varphi\sigma$-Ebene, so vollzieht man durch (2) und (3) eine *Abbildung* der xy-Ebene auf die $\varphi\sigma$-Ebene. Sind dann in positiver Folge $\varphi_1\sigma_1$, $\varphi_1\sigma_2$, $\varphi_2\sigma_2$, $\varphi_2\sigma_1$ die Ecken von KR, so wird KR in der $\varphi\sigma$-Ebene durch ein achsenparalleles Rechteck $R' \equiv [(\varphi_1\sigma_1)\,(\varphi_2\sigma_2)]$ abgebildet. Setzt man endlich abkürzend noch

$$\sigma + \varphi i \equiv s, \tag{6}$$

so hat man also

$$\oint_{KR} \frac{f(z)\,dz}{z - \zeta} = \oint_{R'} F(s)\,ds = 0. \tag{7}$$

Das heißt die Voraussetzung von Kap. VI ist auf die von Kap. V zurückgeführt.

[Natürlich kann man unter Heranziehung der sonst von uns nicht benutzten *Logarithmusfunktion* auch *umgekehrt* durch die Transformation

$$s = \log(z - \zeta) \tag{8}$$

das Mittelglied der Formel (7) in das erste verwandeln.]

VII. Vergleich der Voraussetzungen in Kap. II—VI

§ 34. Vergleich im einzelnen und allgemeine Bemerkungen

Der von CAUCHY inaugurierte Weg zur Begründung der Funktionentheorie besteht, wie wir wissen, darin, von den Eigenschaften einer Funktion $f(z) \equiv u(x, y) + iv(x, y)$ aus zu ihrem analytischen Charakter zu gelangen. Und weil alle uns bekannten Wege dieser Art darauf hinauslaufen, die Darstellbarkeit von $f(z)$ durch Potenzreihen nachzuweisen, haben wir in B. Kap. I den Begriff „*analytische Funktion $f(z)$*" durch ihre Darstellbarkeit als Potenzreihe *definiert*. Aus der großen Fülle der Möglichkeiten, von gewissen Voraussetzungen über $f(z)$ zu einer Potenzreihe zu gelangen (vgl. auch Abschnitt C.), haben wir uns in Kap. II—VI auf solche beschränkt, die bei einigermaßen *elementaren* und *kurz ausdrückbaren* Voraussetzungen auf möglichst *elementarem* Wege zu dem gewünschten Ziele führen, weil wir das bei einer so fundamentalen Aufgabe für geboten halten. Unter mehreren Wegen verdient natürlich der den Vorzug, dessen Voraussetzungen die geringsten sind. Deshalb vergleichen wir unter diesem Gesichtspunkt die *Voraussetzungen* der in Kap. II—VI dargestellten oder auch nur genannten Wege und *nur diese*.

Dieser Vergleich findet am besten statt, wenn wir die jeweiligen Voraussetzungen in ihre einfachsten Bestandteile zerlegen. Dazu erinnern wir zunächst an die Bedeutung der *Bezeichnungen*, die bei der Funktion $f(z) \equiv u(x, y) + iv(x, y)$ im Lauf unserer Darstellung schon aufgetreten sind oder sich auf solche zurückführen lassen:

(P) = partielle Differenzierbarkeit von u und v,

(T) = totale Differenzierbarkeit von u und v,

$(T - P)$ = Überschuß von (T) über (P),

(S) = totale Stetigkeit von u_1, u_2, v_1, v_2,

(C.R.$\varDelta$.) = 2 Differenzengleichungen § 28 (4), die die eindeutige Integrierbarkeit von $f(z)$ ausdrücken,

(C.R.D.) = Cauchy-Riemannsche Differentialgleichungen § 12 (6). Sie folgen nach § 27 und 28 aus $(P) + $ (C.R.$\varDelta$.) $+ (T)$.

$(\overline{P})$ = partiell *gleichmäßige* Differenzierbarkeit von u und v, $(T) + (S)$.

Wenn wir die Voraussetzungen der einzelnen Wege in der nachstehenden *Tabelle* zusammenstellen, so ist *streng zu beachten*, daß in jeder Zeile *kein einziger* der angegebenen Bestandteile überflüssig, vielmehr *alle notwendig* sind, um die Voraussetzungen des betreffenden Weges vollständig daraus zu folgern, daß sie aber andererseits auch dafür *hinreichend* sind.

Kap. II Weg von CAUCHY 1814 . . . . . $(P) + (T - P) + $ (C.R.$\varDelta$.) $+ (S)$
Kap. II Weg von GOURSAT 1900 . . . . $(P) + (T - P) + $ (C.R.$\varDelta$.)
Kap. III spezialisierter Weg von LOOMAN-MENCHOFF 1954 $(\overline{P}) + $ (C.R.$\varDelta$.)
Kap. IV Weg von MORERA 1901 . . . . . $(P) + $ (C.R.$\varDelta$.)
Kap. V Weg von 1936 bei x, y-Koordinaten (C.R.$\varDelta$.)
Kap. VI Weg von 1951 bei Polarkoordinaten (C.R.$\varDelta$.)

Man sieht aus dieser Tabelle: Aus den Voraussetzungen von Kap. V folgt, ohne von dem analytischen Charakter von $f(z)$ Gebrauch zu machen, *nicht* die Existenz von $f'(z)$ oder auch nur die von u_1, u_2, v_1, v_2. Sie enthalten also weniger als die vom Goursatschen und vom spezialisierten Looman-Menchoffschen Weg.

Die Wege in Kap. II und III *beweisen* erst die *eindeutige Integrierbarkeit* von $f(z)$, die in Kap. V und VI *vorausgesetzt* wird. In dieser Hinsicht läßt sich die allgemeine Aussage treffen: *Alle vorhandenen oder künftigen Abhandlungen, die die eindeutige Integrierbarkeit von $f(z)$ erst beweisen, müssen von Voraussetzungen ausgehen, die keinesfalls inhaltsärmer sind als die eindeutige Integrierbarkeit* selbst. Denn sind diese Voraussetzungen *notwendig* und *hinreichend* — zu dieser Feststellung darf aber *kein* Gebrauch gemacht werden, von dem erst *später* aus ihnen folgenden analytischen Charakter von $f(z)$! —, so sind sie mit der eindeutigen Integrierbarkeit von $f(z)$ inhalts*gleich*. Sind sie zwar hinreichend, aber *nicht sämtlich notwendig*, so sind sie sogar inhalts*reicher* als jene. Das ist ein Grund mehr, um die *eindeutige Integrierbarkeit* von $f(z)$ bei Begründung der Funktionentheorie als Voraussetzung zu *bevorzugen*, und zwar wohl am besten in der Form von Kap. V. Denn dort kommen auch bei der Beweisführung nur ganz elementare und durchsichtige Mittel zur Anwendung.

Ist nun *theoretisch* auch der Weg von Kap. V dem von Goursat überlegen, so wird *praktisch* der letztere doch seine Bedeutung behalten. Denn die oft auftretende Frage, ob eine vorliegende Funktion analytisch ist, wird natürlich meist am bequemsten durch die Feststellung, ob sie differenzierbar ist, beantwortet.

Was folgt nun aus alledem für den, der die Funktionentheorie begründen will? — Wünscht er mit den geringsten Voraussetzungen auszukommen, so muß er den in Kap. V dargestellten Weg beschreiten oder auch den in Kap. VI, § 32. Beide Male wird keinerlei Differenzierbarkeit der Funktionen $f(z)$, u und v vorausgesetzt. — Wünscht er daneben oder statt dessen im Interesse der praktischen Anwendung die stärkeren Voraussetzungen von Goursat in Kauf zu nehmen, so findet er diesen Weg in Kap. II, § 19, 20, 21 dargestellt. — Will er nicht wie Goursat die Differenzierbarkeit von $f(z)$ voraussetzen, sondern nur die Existenz der *partiellen* Ableitungen u_1, u_2, v_1, v_2 mit den (C.R.D.) zwischen ihnen, so bietet sich ihm der in Kap. III gebahnte Weg dar, der den spezialisierten Satz von Looman-Menchoff für ein achsenparalleles Rechteck beweist.

C. Originalliteratur zur Geschichte der Begründung der Funktionentheorie

Mit kurzen Inhaltsangaben

Wir nennen hier ohne jeden Anspruch auf Vollständigkeit aus der außerordentlich umfangreichen Literatur in chronologischer Reihenfolge Originalarbeiten, die in Kap. II bis VI benutzt wurden oder sich mit ihrem Inhalt wesentlich berühren.

1. **Gauss, C. F.**: Brief an Bessel vom 18. Dezember 1811,

   also 3 Jahre vor der ersten Mitteilung von Cauchy, läßt erkennen, daß Gauss schon damals mit Cauchys Integralsatz vertraut war und auch seine Bedeutung wohl zu schätzen wußte.

2. **Cauchy, A. L.**: Mémoire sur les intégrales définies. Mémoires présentés par divers savants (lu à l'institut le 22 août 1814, remis' au secrétariat pour être imprimé le 14 Septembre 1825). Sci. math. et phys. Sec. sér. 1, 599—799 (1827).

3. **Cauchy, A. L.**: Mémoire sur les intégrales définies, prises entre des limites imaginaires, 68 S. Paris 1825.

   Diese Schrift wird mit Recht als Beginn der Geschichte der Funktionen einer komplexen Veränderlichen betrachtet, wenn auch Cauchys Untersuchungen über die einschlägigen Fragen schon mit Nr. 2 anfangen und sich in mehreren zeitlich zwischen 2. und 3. liegenden Arbeiten fortsetzen. — Die Existenz und Stetigkeit der Ableitung der Integrandenfunktionen wird vorausgesetzt. Meist wird mit Flächenintegralen gearbeitet, in 2. und 3. nur mit den einfachen Randintegralen.

4. **Weierstrass, K.**: Darstellung einer analytischen Funktion einer komplexen Veränderlichen, deren absoluter Betrag zwischen zwei gegebenen Grenzen liegt. Münster i. W. 1841. Zum ersten Male gedruckt in den Math. Werken I, 1894.

   Die Voraussetzungen sind im wesentlichen äquivalent der Existenz und Stetigkeit der Ableitung einer Funktion, und es wird bewiesen, daß diese in eine Laurentsche Reihe entwickelt werden kann.

5. **Riemann, B.**: Grundlagen für eine allgemeine Theorie der Funktionen einer veränderlichen komplexen Größe. Inaug.-Diss. Göttingen 1851.

   Die bekannteste Darstellung des Beweises des alten Cauchyschen Satzes mit Flächenintegralen.

6. **Malmsten, C. J.**: On definita integraler mellan imaginära gränser. Vet. Akad. Handl. Bd. 6, Nr. 3, 7. April 1865. — Wir schließen hier gleich eine viel spätere Abhandlung an:

7. **Falk, M.**: Démonstration du théorème de Cauchy sur l'intégrale d'une fonction complexe. Nova Acta Reg. Soc. Upsaliensis Ser. 3, **12** (1884).

   Diese beiden Beweise von Malmsten und Falk sind bei vorausgesetzter Existenz und Stetigkeit von $f'(z)$ ohne Benutzung von Flächenintegralen streng durchgeführt.

8. **Mittag-Leffler, G.**: Försök till et nytt bewis för en sats inom de definita integralernas teori. Kgl. Sv. Akad. Översikt **1873**, Nr. 8. Wieder abgedruckt Göttinger Nachr. 1875.

   Hier wird zum ersten Male eine Doppelsumme benutzt. Aber der Beweis leidet, worauf Pringsheim 1929 aufmerksam machte, daran, daß die erforderliche gleichmäßige Nullkonvergenz der Differenz zwischen Differenzenquotient und Differentialquotient von $f(z)$ in dem betrachteten Bereich fehlt. — 50 Jahre später hat Mittag-Leffler, Le théorème de Cauchy sur l'intégrale d'une fonction entre des limites imaginaires, Helsingfors 1923, deutsche Übersetzung im J. reine u. angew. Math. **152** (1923) diesen Beweis umgeformt, wobei er die Existenz von $f'(z)$ gar nicht mehr benutzt und mit der gleichmäßigen Nullkonvergenz einer Differenz von Differenzenquotienten arbeitet.

9. Goursat, E.: Démonstration du théorème de Cauchy. Acta Math. 4 (1884).

Benutzt zwar nicht die Stetigkeit von $f'(z)$, aber die „gleichmäßige Differenzierbarkeit" in dem betrachteten Gebiet, was nach Nr. 39 unten auf dasselbe herauskommt.

10. Morera, G.: Un teorema fundamentale nella teoria delle funzioni di una variabile complessa. Rend. R. Ist. Lomb. (2) **19** (1886).

Der erste nach ihm benannte Satz. *Hier* § 24.

11. Pringsheim, A.: Über den Cauchyschen Integralsatz. Münch. Sitzgsber. **25**, H. 1 (1895).

Beweis des reellen Cauchyschen Satzes unter der Voraussetzung, daß f, g, f_2, g_1 in G überall eindeutig, endlich und stetig und $f_2 = g_1$, ohne Benutzung von Flächenintegralen oder Doppelsummen. — Der Beweis ist 1902 von L. Heffter in der unter Nr. 18 genannten Arbeit mit der Doppelsummenmethode erheblich einfacher geführt worden (vgl. hier § 18). — Die Pringsheimsche Abhandlung enthält viele Angaben über Literatur des Kurvenintegrals. Der Begriff des Treppenintegrals scheint hier zum ersten Male aufzutreten.

12. Morera, G.: Dimostrazione di una formula di calcolo integrale. Revue de Math. (Peano) 1896—1899. VI S. 19.

Der Beweis ist hier in § 11, speziell für ein achsenparalleles Rechteck mit wesentlicher Kritik wiedergegeben.

13. Osgood, W. F.: Some points in the elements of the theory of functions. Bull. Amer. Math. Soc. II (1896). Vgl. hier § 25.

14. Goursat, E.: Sur la définition générale des fonctions analytiques. Trans. Amer. Math. Soc. I (1900).

Diese Arbeit bedeutet einen wesentlichen Fortschritt gegen alles Vorangehende, indem sie zuerst die Stetigkeit von $f'(z)$ nicht voraussetzt, ohne eine dieser gleichwertige Voraussetzung aufzunehmen. Sie befreit den unter 9. genannten Beweis von einer solchen durch ein gewisses Lemma über die Einteilung des von der geschlossenen Kurve C begrenzten Gebietes. — Der Goursatsche Satz erregte berechtigtes Aufsehen und löste eine neue Hochflut von Abhandlungen aus, die teils den Goursatschen Beweis weiter vereinfachen, teils den Satz selbst unter noch geringeren Voraussetzungen beweisen wollten.

15. Moore, E. H.: A simple proof of the fundamental Cauchy-Goursat theorem. Trans. Amer. Math. Soc. I (1900).

Vereinfacht den Beweis des Goursatschen Satzes wesentlich, indem er durch einen neuen Gedanken das Lemma ausschaltet und eine Gebietseinteilung in lauter — abgesehen von den Rand-Restfiguren — kongruente Rechtecke benutzt. Der Beweis ist indirekt und arbeitet im Komplexen.

16. Pringsheim, A.: Über den Goursatschen Beweis des Cauchyschen Integralsatzes. Trans. Amer. Math. Soc. II (1901).

Bleibt insofern hinter Moore zurück, als er noch das Lemma beibehält, und gibt ganz nach Goursat nur mit gewissen, von ihm gewünschten Präzisierungen einen Beweis des Lemmas und des Cauchy-Goursatschen Satzes speziell für ein Dreieck.

17. Morera, G.: Sulla definizione di funzione di una variable complessa, 1901. Atti R. Accad. Sci. Torino **37** (1902). Hier § 26.

18. HEFFTER, L.: Zur Theorie der reellen Kurvenintegrale. Göttinger
    Nachr. Math.-phys. Kl. 1902, H. 2, 115—140.

    Zurückführung des Integralsatzes auf ein achsenparalleles Rechteck. Über-
    tragung des Mooreschen Beweises (15) ins Reelle, wobei die Existenz von $f'(z)$
    durch die totale Differenzierbarkeit der beiden Funktionen u und v und die
    Cauchy-Riemannschen Differentialgleichungen zwischen ihnen ersetzt werden
    mußte. Der Beweis wurde auch direkt geführt und weiter vereinfacht. —
    In dieser Arbeit findet sich auch der erste Ausspruch des Cauchyschen Satzes
    ohne Auftreten von Differentialquotienten, der später ergänzt und bewiesen
    wurde (Nr. 28).

19. HEFFTER, L.: Zum Beweis des Cauchy-Goursatschen Integralsatzes.
    Göttinger Nachr. 1903, H. 5.

    Wiederholt den in Nr. 18 gegebenen Beweis, wobei nur die Zerschneidung in
    lauter kongruente Rechtecke statt wie dort in Quadrate erfolgt. — HEFFTER, L.:
    Göttinger Nachr. 1904, Heft 3, hebt hervor, daß man auch *zuerst* den Cauchy-
    schen Satz für ein achsenparalleles Rechteck beweisen kann und damit eine
    Definition des bestimmten Integrals im zweidimensionalen Gebiet gewinnt, die
    von einem Integrationsweg von vornherein unabhängig ist. Dieser Gedanke
    wurde hier z. B. von § 18 an benutzt, um die Funktionentheorie nur mit Hilfe
    von *Treppenintegralen* ohne den *allgemeinen* Begriff des Kurvenintegrals zu
    begründen.

20. PRINGSHEIM, A.: Der Cauchy-Goursatsche Integralsatz und seine
    Übertragung auf reelle Kurvenintegrale. Münch. Ber. 33, H. 4 (1903).

    Überträgt den unter 18. und 19. genannten Beweis, indem er statt von einem
    achsenparallelen Rechteck, das in immer kleinere Rechtecke zerschnitten wird,
    von einem beliebigen Dreieck ausgeht und dieses in immer kleinere Dreiecke
    zerlegt. Der Beweis ist dadurch weder kürzer noch gedanklich einfacher ge-
    worden als sein Vorbild! Er ist aber dann in der Literatur ganz allgemein
    PRINGSHEIM als eine seiner größten Leistungen zugeschrieben worden.

21. MONTEL, P.: Sur les séries infinies des fonctions. Ann. École. norm.
    sup. (3) 24 (1907).

    Beweist in Kap. III: Damit die Funktion $f(z) \equiv u(x, y) + iv(x, y)$, wo u und
    v die beschränkten Ableitungen u_1, u_2, v_1, v_2 haben, analytisch sei, ist notwendig
    und hinreichend, daß die Cauchy-Riemannschen Differentialgleichungen
    (C.R.D.) erfüllt sind, ausgenommen vielleicht von einer Punktmenge des Maßes
    Null. (Vgl. insbesondere S. 287 ff. zu einer Bemerkung in § 26.)

22. LICHTENSTEIN, L.: Über einige Integrabilitätsbedingungen zwei-
    gliedriger Differentialausdrücke mit einer Anwendung auf den
    Cauchyschen Integralsatz. Sitzgsber. Berliner math. Ges. 9 (1910).

    Der Integralsatz wird unter Benutzung von Flächenintegralen für ein Dreieck
    unter den Voraussetzungen bewiesen: In einem Bereich, dem das Dreieck
    angehört, ist für jedes x, y

    $$\lim_{\delta \to 0} \left[\frac{g(x + \delta, y) - g(x, y)}{\delta} - \frac{f(x, y + \delta) - f(x, y)}{\delta} \right] = 0 \, ;$$

    f und g sind dort überall total stetig; der Ausdruck [ ] ist für alle x, y des Be-
    reiches und alle positiven δ beschränkt. Also ein neuer Satz, in dem keine
    Differentialquotienten auftreten. — Die Abhandlung enthält außerdem wert-
    volle Bemerkungen und Literaturangaben zum Cauchyschen Integralsatz.

23. LICHTENSTEIN, L.: Sur la définition générale des fonctions analyti-
    ques. C.R. Acad. Sci. (Paris) 150 (1910).

    Beweist bei im wesentlichen denselben Voraussetzungen über $f(z)$ wie in 22.,
    also ohne Voraussetzung der Existenz von u_1, u_2, v_1, v_2, unter Benutzung eines

Satzes von OSGOOD kürzer als in 22., daß $f(z)$ analytisch ist, erreicht also bei geringeren Voraussetzungen wie MONTEL in 21. dessen Resultat.

24. MONTEL, P.: Sur les différentielles totales et les fonctions monogènes. C.R. Acad. Sci. (Paris) **150** (1910).

Gibt ohne Beweis im wesentlichen den Satz von LOOMAN-MENCHOFF (Nr. 29) sogar in der allgemeineren Form: Die notwendige und hinreichende Bedingung dafür, daß der Ausdruck $u(x, y)\, dx + v(x, y)\, dy$, in dem u und v stetige Funktionen von x, y in einem Bereich D sind, wo sie die partiellen Ableitungen u_1 und v_2 besitzen, ein totales Differential sei, ist, daß die Relation $u_2 = v_1$ fast überall in D erfüllt ist.

25. OSGOOD, W. F.: Lehrbuch der Funktionentheorie I, 2. Aufl. 1912, S. 350 ff.

Benutzung des Satzes von MORERA (1886) zum Beweis des Goursatschen Satzes.

26. PRINGSHEIM, A.: Kritisch-historische Bemerkungen zur Funktionentheorie III. Münch. Ber. **1929**.

Überträgt den von LICHTENSTEIN für einen auf ein Dreieck reduzierten Bereich mit Flächenintegralen geführten Beweis auf den für ein achsenparalleles Rechteck (s. oben unter 20.).

27. HEFFTER, L.: Über den Cauchyschen Integralsatz. Math. Z. **32** (1930); **34** (1931).

Befreit den von LICHTENSTEIN und PRINGSHEIM mit *Flächenintegralen* geführten Beweis (22. und 26.) von diesen und gelangt mit der Doppel*summen*methode zu demselben Resultat.

28. HEFFTER, L.: Notwendige und hinreichende Bedingungen für den Cauchyschen Integralsatz ohne Benutzung von Differentialquotienten. Sitzgsber. Heidelberger Akad. Wiss., Math.-naturwiss. Kl. **1932**, 5. Abhandl.

Hier wird unter Ergänzung eines schon 1902 ausgesprochenen Satzes (18.) dieser mit der Doppelsummenmethode bewiesen.

29. LOOMAN, H.: Über die Cauchy-Riemannschen Differentialgleichungen. Göttinger Nachr. **1923**. Siehe auch hier, § 22, wo der Wortlaut des Satzes von LOOMAN-MENCHOFF angegeben ist.

Der Satz geht insofern über GOURSAT hinaus, als er von den Funktionen u und v nicht die totale, sondern nur die partielle Differenzierbarkeit fordert und außerdem die genannten Mengen von Ausnahmepunkten zuläßt. Den letzteren Umstand hat er auch vor unserem Kap. V voraus. Er bleibt aber insofern dahinter zurück, als er überhaupt Differenzierbarkeiten voraussetzt.

Nicht vorausgesetzt zu werden scheint die Existenz von u_1, u_2, v_1, v_2 außer in 28. nur in den unter 8. (MITTAG-LEFFLER) und 22. (LICHTENSTEIN) genannten Abhandlungen. Aber auch dort wird nicht wie bei uns in Kap. V mit Gleichungen zwischen Differenzenquotienten *selbst* gearbeitet, sondern mit den Grenzwerten von Differenzen zwischen Differenzenquotienten. Übrigens erfordert der von LICHTENSTEIN sehr sorgfältig durchgeführte Beweis doch schon einen recht ansehnlichen Apparat! (Vgl. seine noch vereinfachte Darstellung oben 27. Siehe endlich auch unten die Bemerkungen unter Nr. 31 und 32.)

30. HEFFTER, L.: Vom Cauchyschen Integralsatz zur Cauchyschen Integralformel. J. reine u. angew. Math. **175** (1936).

Der Inhalt von Kap. V hier nach einigen Vereinfachungen.

31. MENGER, K.: On CAUCHYs integral theorem in the real plane. Proc.
nat. Acad. Sci. (Wash.) **25** (1939).

Notwendige und hinreichende Bedingungen dafür, daß in einem Rechteck R
das Integral $\int (f\,dx + g\,dy)$ unabhängig vom Weg ist. Auch hier treten keine
partiellen Ableitungen von f und g auf. Um aber vom Cauchyschen Integralsatz zur Cauchyschen Integralformel, d. h. zur Begründung der Funktionentheorie, zu gelangen, ist dann noch der Inhalt von § 29 oder eine gleichwertige
Ergänzung erforderlich.

32. FUBINI, G.: On CAUCHYs integral theorem and on the law of the
mean for non derivable fonctions. Proc. nat. Acad. Sci. (Wash.) **26**
(1940).

Knüpft an 31. an und stellt bei totaler Stetigkeit von f und g eine notwendige
und hinreichende Bedingung für den Cauchyschen Integralsatz auf. Diese
unterscheidet sich von unserer Differenzengleichung § 27 (2) wesentlich nur
dadurch, daß bei FUBINI die Existenz von Werten ξ und η vorausgesetzt wird,
für die die Differenz der Differenzenquotienten, die bei uns den Wert *Null* hat,
für hinlänglich kleine Rechtecke *beliebig klein* ist. Im übrigen gilt auch hier die
am Schluß von 31. gemachte Bemerkung.

33. HEFFTER, L.: Vereinfachte Begründung der Funktionentheorie. Jah-
resber. dtsch. Math.-Ver. **52** (1942).

Enthält das Hauptresultat von Kap. V hier und seine kurze Begründung.

34. HEFFTER, L.: Kurvenintegrale und Begründung der Funktionentheorie. IV u. 48 S. mit 7 Textabbildungen. Heidelberg: Springer
1948.

Hier in Kap. II und V vielfach benutzt. Enthält über ebene Kurven und die
Integrale längs solcher viel Originelles, was in der vorliegenden Schrift *nicht*
wiederholt ist.

35. HEFFTER, L.: Derselbe Titel wie 34. Arch. d. Math. **1** (1948).

Kurzes Selbstreferat der unter 34. genannten Schrift.

36. TOLSTOV, G. P.: Über das vollständige Differential. Uspechi mat.
Nauk **3**, No. 5, (27) (1948).

Beweist, wenn f und g differenzierbar sind und $f_2 = g_1$ ist, den reellen Goursatschen Integralsatz für ein achsenparalleles Rechteck (hier § 19), und folgert
daraus, daß es eine Funktion $F(x, y)$ gibt, deren totales Differential $f\,dx + g\,dy$
ist. — Unsere damit zusammenhängenden Sätze in § 10 brauchen nicht die
Voraussetzung der Differenzierbarkeit von f und g.

37. HEFFTER, L.: Zur Begründung der Funktionentheorie. Sitzgsber.
Heidelberger Akad. Wiss., Math.-naturwiss. Kl. **1951**, 6. Abhandl.

Gibt 1. eine hier in Kap. V benutzte Vereinfachung des Beweises der in Nr. 30
genannten Arbeit. — 2. eine Ergänzung der Literaturangaben der in 34. genannten Schrift (wobei die kurze Darstellung des Weges von MORERA (1901)
nicht so zutreffend gegeben wird wie hier in § 26). — 3. eine ausführliche
Begründung des Fortschrittes von Kap. V über den Weg von GOURSAT (§ 19
bis 21). — 4. den hier in Kap. VI dargestellten Eingang in die Funktionentheorie.

38. MEIER, KURT: Zum Satz von LOOMAN-MENCHOFF. Comm. math.
helvet. **25** (1951).

Gibt eine Vereinfachung des Beweises von LOOMAN-MENCHOFF an, in der er vom
Lebesgueschen Integralbegriff keinen Gebrauch macht.

39. HEFFTER, L.: Gleichmäßige Differenzierbarkeit einer Funktion und Stetigkeit ihrer Ableitung in einem Bereich. Arch. d. Math. 3 (1952).
Die Übereinstimmung der beiden im Titel genannten Eigenschaften wird für Funktionen $f(x)$ einer reellen Veränderlichen x, in mehreren Sätzen für Funktionen $f(x, y)$ zweier reellen Veränderlichen x, y, schließlich für Funktionen $f(z)$ einer komplexen Veränderlichen $z \equiv x + yi$ nachgewiesen. — Herr H. HORNICH, Graz, hat in seinem Referat über die Arbeit 39. im Zentralblatt für Mathematik auf eine kleine Lücke im Beweis des ersten Teils von Satz I hingewiesen. Eine entsprechende *Ergänzung* der Arbeit ist in Bd. VI des Archivs erschienen (1955).

40. HEFFTER, L.: Einfacher Beweis des Satzes von LOOMAN-MENCHOFF. Arch. d. Math. 4 (1953).

Lehrwerke über Funktionentheorie

KNOPP, K.: Funktionentheorie. Sammlung Göschen 1109, 668, 703, 877, 878.
DOETSCH, G.: Pascal Repertorium der höheren Mathematik, I. 2, 2. Aufl. 1927.
PRINGSHEIM, A.: Vorlesungen über Zahlen- und Funktionentheorie, namentlich II. 2, 1932, Kap. V.
Jedes neuere *Lehrbuch der Funktionentheorie*.

Verzeichnis der gebrauchten Begriffe

Die Zahlen geben die Seiten der Einführung an